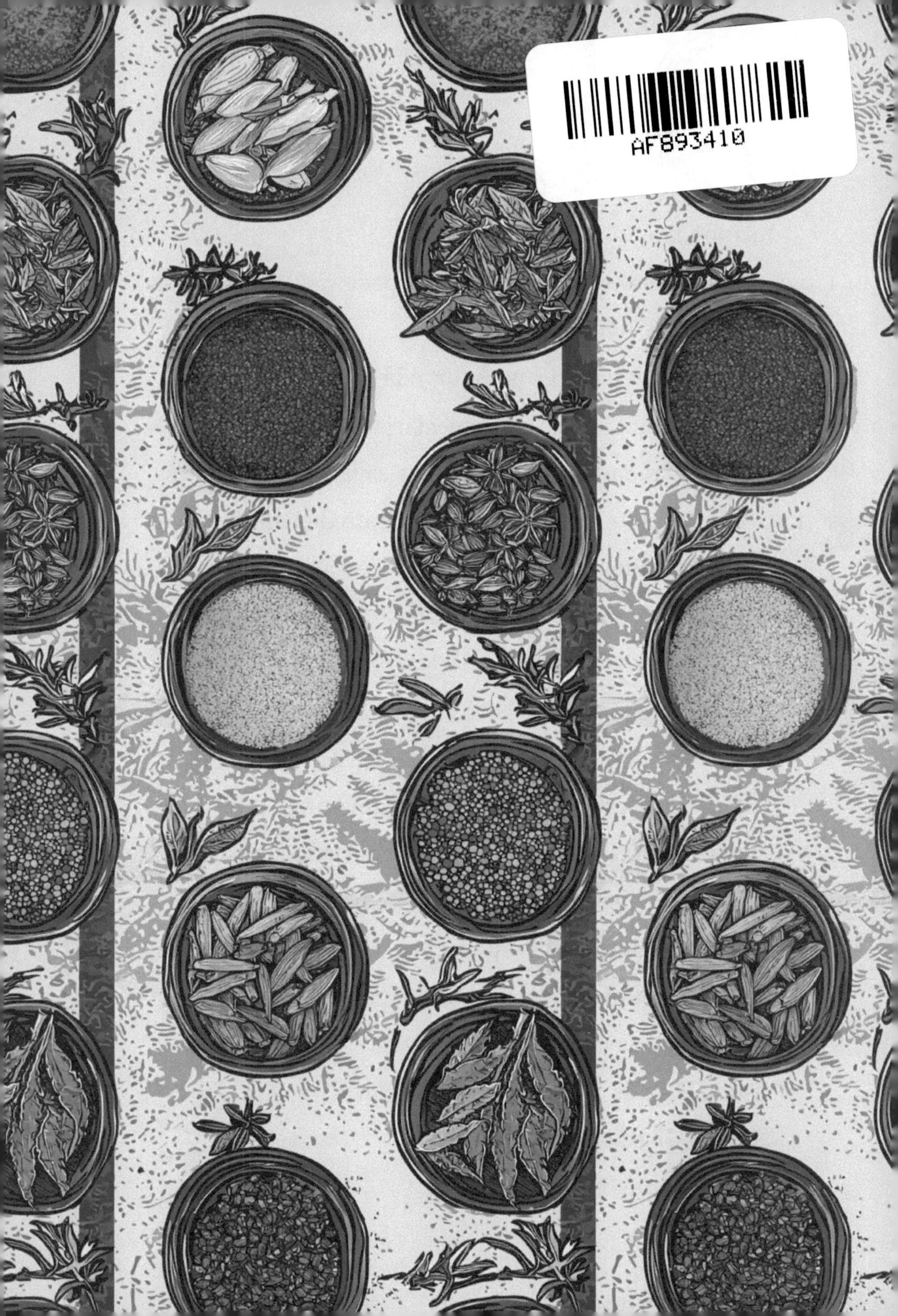

Índice

Artemis Saage

Especiarias Ayurvédicas: Guia Completo de Sabores e Propriedades Medicinais

Descubra os segredos das raízes, sementes, cascas e flores na culinária tradicional indiana e suas aplicações terapêuticas

134 Fontes
32 Fotos / Gráficos
15 Ilustrações

Impressão legal

Saage Media GmbH
c/o SpinLab – The HHL Accelerator
Spinnereistraße 7
04179 Leipzig, Germany
E-Mail: contact@SaageMedia.com
Web: SaageMedia.com
Commercial Register: Local Court Leipzig, HRB 42755 (Handelsregister: Amtsgericht Leipzig, HRB 42755)
Managing Director: Rico Saage (Geschäftsführer)
VAT ID Number: DE369527893 (USt-IdNr.)

Editora: Saage Media GmbH
Publicação: 01.2025
Design da capa: Saage Media GmbH
ISBN Capa mole: 978-3-384-48544-1
ISBN Ebook: 978-3-384-48545-8

Legal / Avisos

Os links externos e referências às fontes listados neste livro foram verificados no momento da publicação. O autor não tem influência sobre os designs e conteúdos atuais e futuros das páginas vinculadas. O fornecedor do site vinculado é o único responsável por conteúdos ilegais, incorretos ou incompletos, bem como por danos decorrentes do uso ou não uso das informações, não quem se refere à respectiva publicação através de links. Todas as fontes externas utilizadas estão listadas na bibliografia. Apesar do cuidadoso controle de conteúdo, não assumimos responsabilidade pelo conteúdo de fontes externas. Os operadores das fontes citadas são os únicos responsáveis pelo seu conteúdo. Imagens e fontes de terceiros são marcadas como tal. A reprodução, processamento, distribuição e qualquer tipo de exploração fora dos limites dos direitos autorais requerem o consentimento por escrito do respectivo autor ou criador.

As referências e citações contidas neste livro foram cuidadosamente pesquisadas e reproduzidas em seu sentido essencial. A interpretação e apresentação do conteúdo citado reflete o entendimento do autor e não necessariamente corresponde à intenção ou opinião dos autores originais. No caso de citações contextuais, as mensagens principais das fontes originais foram incorporadas ao contexto desta obra de acordo com o melhor conhecimento e consciência, podendo, no entanto, divergir das formulações e nuances de significado originais devido à transferência e simplificação. Todas as fontes utilizadas estão completamente listadas na bibliografia e podem ser consultadas em sua forma original. A responsabilidade pela interpretação e contextualização do conteúdo citado é do autor deste livro. Para questões científicas e informações detalhadas, recomenda-se consultar as fontes originais. O autor se esforçou para apresentar questões científicas complexas de forma compreensível ao público geral. Neste processo, simplificações e generalizações não podem ser excluídas. Não é possível garantir a precisão técnica e a completude das apresentações simplificadas. A reprodução contextual de citações e conhecimentos científicos é feita de acordo com o melhor conhecimento e consciência, observando o direito de citação conforme § 51 da Lei de Direitos Autorais. Na simplificação, transferência e possível tradução de conteúdo científico para uma linguagem mais acessível, nuances de significado e detalhes técnicos podem ser perdidos. Para fins acadêmicos e uso como referência científica, recomenda-se expressamente recorrer às fontes originais. A apresentação simplificada serve exclusivamente para informação de natureza popular científica.

As informações contidas neste livro sobre especiarias e ervas ayurvédicas e suas aplicações foram cuidadosamente pesquisadas, baseadas em conhecimentos tradicionais e compiladas da melhor maneira possível. No entanto, erros não podem ser completamente excluídos. Os conceitos ayurvédicos apresentados, misturas de especiarias e recomendações de uso servem exclusivamente para informação e não substituem a consulta ou tratamento profissional por um terapeuta ayurvédico qualificado, médico ou profissional de saúde. Em caso de problemas de saúde ou doenças, um médico ou terapeuta deve ser sempre consultado. Cuidado especial deve ser tomado em casos de alergias, intolerâncias ou uso de medicamentos. A combinação de especiarias e ervas com medicamentos pode levar a interações indesejadas. Em caso de dúvida, deve-se buscar o conselho de um médico antes da aplicação. Os autores e a editora não assumem responsabilidade por quaisquer desvantagens ou danos resultantes das informações contidas no livro. Isso se aplica também a receitas e indicações de dosagem. Todo o conteúdo deste livro, especialmente textos, fotografias, gráficos e receitas, é protegido por direitos autorais. O uso das denominações tradicionais ayurvédicas é feito com o reconhecimento dos direitos de seus respectivos titulares. As descobertas científicas e as condições legais na área de especiarias e medicina continuam a evoluir. As informações neste livro correspondem ao estado no momento da impressão. Não se pode garantir a validade permanente das informações. As fontes utilizadas estão listadas no apêndice.

Este livro foi criado usando inteligência artificial e outras ferramentas. Entre outras coisas, foram utilizadas ferramentas para pesquisa, escrita/edição e geração de ilustrações decorativas. Apesar das verificações, os erros não podem ser completamente descartados. Gostaríamos de enfatizar que o uso de IA serve como uma ferramenta de suporte para proporcionar aos nossos leitores uma experiência de leitura de alta qualidade e inspiradora.

Este livro foi traduzido do alemão. Desvios do original ou erros de tradução não podem ser completamente descartados. Todas as fontes citadas no livro estão disponíveis em inglês. Não nos responsabilizamos por quaisquer imprecisões ou mal-entendidos de conteúdo que possam surgir através da tradução.

Queridos leitores,

agradeço de coração por terem escolhido este livro. Com a vossa escolha, não só me deram a vossa confiança, mas também parte do vosso precioso tempo. Agradeço muito.

Especiarias são mais do que apenas realçadores de sabor - elas são a chave para uma vida equilibrada segundo os princípios do Ayurveda. Em uma época em que muitas pessoas buscam maneiras naturais de alcançar mais bem-estar, a ciência das especiarias ayurvédicas oferece uma abordagem holística para a conexão harmoniosa entre sabor e saúde. Este abrangente manual o guiará pelo mundo das especiarias ayurvédicas e suas diversas influências sobre o corpo e a mente. Descubra os seis sabores (Rasa) e aprenda como as propriedades térmicas (Virya) e as qualidades das especiarias (Guna) interagem. O livro transmite conhecimentos tradicionais sobre o processamento de especiarias e mostra como você pode preparar misturas clássicas para vegetais, grãos e leguminosas. Com este prático dicionário de especiarias, você desenvolverá uma compreensão profunda da arte da combinação de aromas ayurvédicos e poderá integrar as propriedades curativas das especiarias de forma direcionada em seu dia a dia. Deixe-se inspirar pela sabedoria milenar da ciência das especiarias ayurvédicas e descubra novas dimensões do tempero consciente.

Desejo-lhe agora uma leitura inspiradora e esclarecedora. Se você tiver sugestões, críticas ou perguntas, agradeço seu feedback. Somente através da troca ativa com você, o leitor, as futuras edições e obras podem se tornar ainda melhores. Mantenha-se curioso!

Artemis Saage
Saage Media GmbH

- support@saagemedia.com
- Spinnereistraße 7 - c/o SpinLab – The HHL Accelerator, 04179 Leipzig, Germany

Introdução

Para proporcionar a melhor experiência de leitura possível, gostaríamos de familiarizá-lo com as principais características deste livro. Os capítulos estão organizados em uma sequência lógica, permitindo que você leia o livro do início ao fim. Ao mesmo tempo, cada capítulo e subcapítulo foi projetado como uma unidade independente, para que você também possa ler seletivamente seções específicas que sejam de particular interesse. Cada capítulo é baseado em pesquisa cuidadosa e inclui referências completas. Todas as fontes estão diretamente vinculadas, permitindo que você se aprofunde no assunto se estiver interessado. As imagens integradas no texto também incluem citações de fonte apropriadas e links. Uma visão geral completa de todas as fontes e créditos de imagens pode ser encontrada no apêndice vinculado. Para transmitir efetivamente as informações mais importantes, cada capítulo conclui com um resumo conciso. Os termos técnicos estão sublinhados no texto e são explicados em um glossário vinculado colocado diretamente abaixo.

Para acesso rápido ao conteúdo online adicional, você pode escanear os códigos QR com seu smartphone.

Materiais bônus adicionais em nosso site

Em nosso site, disponibilizamos os seguintes materiais exclusivos:

- Conteúdo bônus e capítulos adicionais
- Um resumo geral compacto
- Um arquivo PDF com todas as referências
- Recomendações adicionais de leitura

O site está atualmente em construção.

SaageBooks.com/pt/conhecimento_das_especiarias_ayurvedicas-bonus-BEK51YB

1. 0. 0. Fundamentos da Ciência das Especiarias Ayurvédicas

A ciência das especiarias ayurvédicas revela um mundo fascinante, onde sabor e propriedades curativas estão intrinsecamente ligados. Há milênios, as pessoas utilizam esse conhecimento para preparar alimentos que não são apenas saborosos, mas também digestivos e benéficos à saúde. Mas como exatamente as especiarias exercem seu efeito terapêutico? Qual é o papel das seis direções de sabor e das propriedades térmicas das especiarias? Os métodos tradicionais de processamento e as características de qualidade das especiarias formam a base para sua eficácia ideal. Surge, então, a questão de como distinguir especiarias de alta qualidade das de baixa qualidade e quais métodos de processamento preservam melhor os valiosos ingredientes. Os princípios de combinações harmônicas de especiarias são de particular interesse: como diferentes aromas podem ser unidos de forma que se apoiem mutuamente em sua eficácia? Quais proporções têm se mostrado ideais? A ciência das especiarias ayurvédicas oferece uma abordagem sistemática para essas questões - um conhecimento que também abre novas perspectivas para uma alimentação saborosa e saudável na cozinha moderna.

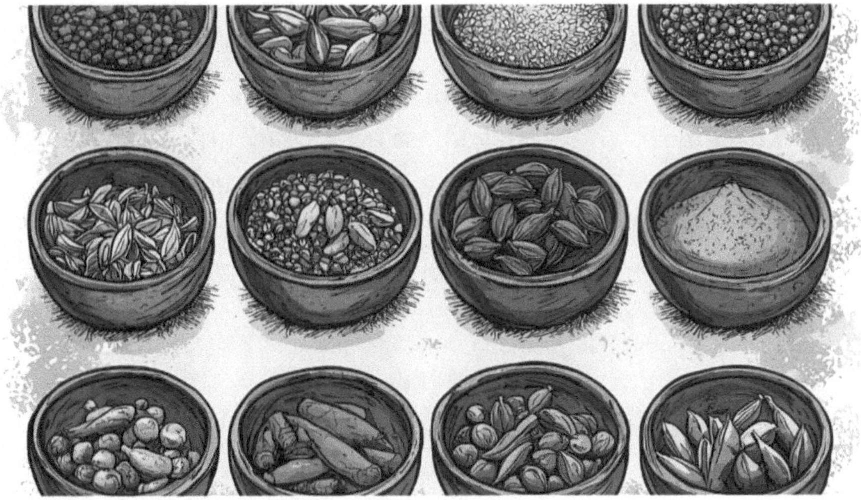

1. 1. 0. Sabores e Efeitos

Como as especiarias influenciam nossa saúde além de suas propriedades gustativas? Qual é o papel de seus efeitos térmicos no metabolismo? E por que a doutrina ayurvédica distingue seis sabores fundamentais? A ciência das especiarias ayurvédicas considera as especiarias como remédios complexos, cujos efeitos vão muito além da mera adição de sabor. Cada especiaria possui propriedades específicas que influenciam sistematicamente o metabolismo, a digestão e o bem-estar geral. Essas propriedades são baseadas em observações milenares e estão sendo cada vez mais confirmadas por estudos científicos modernos. O conhecimento dos diferentes sabores e seus efeitos permite o uso direcionado das especiarias para apoiar a saúde. Nesse sentido, a sistemática ayurvédica dos sabores e suas propriedades se revela um instrumento preciso para a prevenção da saúde individual.

„No entendimento ayurvédico, seis sabores fundamentais (doce, azedo, salgado, picante, amargo e adstringente) formam a base para a saúde e o bem-estar.“

1. 1. 1. Os seis sabores no Ayurveda

Na compreensão ayurvédica, seis sabores fundamentais (Rasa) formam a base para a saúde e o bem-estar: doce (madhura), azedo (amla), salgado (lavana), picante (katu), amargo (tikta) e adstringente (kashaya) [s1]. Esses sabores não são apenas percepções sensoriais, mas atuam diretamente em nossos sistemas corporais e influenciam o equilíbrio dos Doshas [s2]. Cada sabor é composto por elementos específicos: o doce surge da terra e da água, o azedo da terra e do fogo, o salgado da água e do fogo, o picante do fogo e do ar, o amargo do ar e do espaço, e o adstringente do ar e da terra [s2]. Essa composição elementar explica seus efeitos específicos no corpo. O sabor doce tem um efeito construtivo e fortalecedor sobre o organismo. Ele promove a regeneração dos tecidos e pode equilibrar especialmente os Doshas Vata e Pitta [s3]. Na aplicação prática, encontramos sabores doces, por exemplo, em batatas-doces, grãos ou frutas maduras. No entanto, pessoas com Kapha elevado devem ter cuidado com alimentos doces, pois estes podem intensificar o Dosha Kapha [s4]. Sabores azedos, como os encontrados em frutas cítricas ou vegetais fermentados, estimulam a digestão e aumentam a energia [s3]. Eles são especialmente úteis para tipos Vata, mas devem ser consumidos com moderação por constituições Pitta e Kapha. Uma dica prática: um pouco de limão em água morna pela manhã pode ativar suavemente a digestão. O sabor salgado apoia o equilíbrio de fluidos e estimula o apetite [s3]. No entanto, a doutrina ayurvédica alerta contra o consumo excessivo de sal, pois isso pode levar a retenção de líquidos e problemas de pele [s4]. Sabores picantes, como os encontrados em gengibre ou pimenta, promovem a circulação e a digestão [s3]. Eles são especialmente valiosos para tipos Kapha, enquanto constituições Vata e Pitta devem usá-los com moderação [s2]. Um exemplo prático é o uso de gengibre fresco como chá para a digestão lenta. Substâncias amargas têm um efeito desintoxicante e podem regular o apetite [s3]. Muitas vezes sub-representadas na dieta moderna, encontramos essas substâncias em rúcula, chicória ou cúrcuma. Elas são especialmente importantes para tipos Pitta [s5]. O sabor adstringente, que se caracteriza por uma sensação de aperto na boca, tonifica os tecidos e tem um efeito refrescante [s3]. Exemplos incluem chá verde ou bananas verdes. Esse sabor é especialmente útil para tipos Kapha e Pitta, enquanto tipos Vata devem consumi-lo com moderação [s2]. A tradição ayurvédica recomenda combinar todos os seis sabores em uma refeição [s6]. Isso pode ser alcançado, por exemplo, através de um curry equilibrado que contenha batatas-doces doces, gengibre picante, tomates azedos, sal marinho salgado, especiarias amargas e leguminosas adstringentes. O efeito dos sabores vai além da percepção imediata do gosto e inclui também Vīrya (energia potente) e Vipāka (efeito pós-digestivo) [s7]. Essas complexas inter-relações tornam a teoria dos sabores ayurvédicos uma ferramenta valiosa para a saúde individual. Para a aplicação prática, é importante saber que tipos Vata devem preferir sabores doces, azedos e salgados, tipos Pitta se beneficiam de sabores doces, amargos e adstringentes, e tipos Kapha devem se concentrar em sabores picantes, amargos e adstringentes [s5].

1. 1. 2. Efeito térmico das especiarias

O efeito térmico das especiarias desempenha um papel fundamental na medicina ayurvédica e influencia diretamente nossas funções corporais. Esses efeitos são divididos em duas categorias principais: propriedades aquecedoras e refrescantes [s8]. Especiarias aquecedoras ativam o metabolismo e o sistema nervoso simpático. Elas se caracterizam por um aumento no potencial de oxidação e promovem a dilatação dos vasos sanguíneos [s9]. Entre as especiarias aquecedoras clássicas está a pimenta-do-reino, que aumenta a circulação sanguínea e alivia a rigidez muscular e articular [s10]. Na prática, a pimenta-do-reino é especialmente adequada para o inverno ou para pessoas que tendem a ter sensibilidade ao frio. A canela ocupa uma posição especial entre as especiarias aquecedoras. Ela não apenas ajuda a reduzir a umidade excessiva no corpo, mas também apoia pessoas com mãos e pés cronicamente frios devido ao seu efeito estimulante da circulação. Como um tônico digestivo, pode ser apreciada, por exemplo, pela manhã em leite morno ou no mingau [s10]. O cardamomo, outra especiaria aquecedora importante, promove a transpiração e apoia a limpeza das vias respiratórias [s10]. Na prática, o cardamomo é especialmente recomendado para tosse persistente ou para a prevenção de resfriados. Um chá de cardamomo, melhor em combinação com gengibre, pode fazer verdadeiros milagres. Do outro lado do espectro térmico, encontramos as especiarias refrescantes. O coentro, por exemplo, não apenas apoia a digestão, mas também possui um efeito desintoxicante [s11]. É excelente para preparar pratos de verão ou quando o corpo está superaquecido. A hortelã é outro exemplo de uma especiaria refrescante. Seu efeito refrescante a torna um remédio natural ideal contra superaquecimento e inflamações [s11]. Um chá de hortelã fresco ou folhas de hortelã esmagadas na água podem proporcionar um resfriamento natural em dias quentes de verão. O funcho combina propriedades refrescantes com efeito digestivo [s11]. É especialmente bom após refeições pesadas ou em casos de desconforto digestivo. Um chá de funcho após as refeições é uma prática ayurvédica comprovada. A combinação habilidosa de especiarias aquecedoras e refrescantes permite influenciar a temperatura corporal e o metabolismo de forma direcionada. Assim, por exemplo, no inverno, uma mistura de especiarias com canela, cardamomo e pimenta-do-reino pode apoiar o calor corporal, enquanto no verão uma combinação de coentro, hortelã e funcho proporciona um resfriamento agradável. O alho merece menção especial como uma especiaria aquecedora. Como um forte vasodilatador, ele não apenas melhora a circulação sanguínea, mas também previne a agregação das plaquetas [s10]. Na cozinha, pode ser usado tanto cru quanto cozido, sendo que a forma crua apresenta o efeito térmico mais forte. Na aplicação prática dos efeitos térmicos das especiarias, deve-se considerar a constituição individual e a estação do ano. Pessoas com Pitta-Dosha elevado devem ser cautelosas com especiarias aquecedoras e usar mais especiarias refrescantes como coentro ou funcho. Tipos Vata frequentemente se beneficiam de especiarias aquecedoras como canela e cardamomo. O efeito térmico das especiarias também pode ser utilizado de forma direcionada para apoiar a saúde. Em casos de resfriados e doenças respiratórias, especiarias aquecedoras como rábano, com seu efeito anti-inflamatório [s10], ou pimenta caiena, que aumenta a temperatura central do corpo [s10], podem ser benéficas. Para um efeito ideal, essas especiarias devem ser consumidas em bebidas ou pratos quentes.

Pitta-Dosha
Uma das três energias vitais fundamentais na Ayurveda, associada ao fogo e à transformação.

Potencial de oxidação
A capacidade de uma substância de aceitar elétrons e, assim, acelerar reações químicas no corpo.

Tônico digestivo
Um remédio natural que fortalece os órgãos digestivos e estimula suas funções.

Vasodilatador
Uma substância que dilata os vasos sanguíneos. Isso leva a uma melhor circulação e a uma pressão arterial mais baixa.

Vata
Um tipo constitucional ayurvédico que está associado aos elementos ar e éter e representa movimento e mudança.

1. 1. 3. Qualidades das especiarias e suas propriedades

Na compreensão ayurvédica, as especiarias possuem qualidades específicas que vão muito além de suas propriedades gustativas. Essas qualidades são sistematicamente classificadas de acordo com seu efeito energético, sua pesadez ou leveza, bem como sua influência nas funções corporais [s12]. As qualidades das especiarias estão diretamente ligadas ao seu efeito sobre o fogo digestivo (Agni) e ao equilíbrio dos doshas. É particularmente interessante observar que as especiarias, dependendo de sua propriedade específica, podem apresentar uma qualidade pesada ou leve. Por exemplo, especiarias doces como a canela têm uma qualidade mais pesada e podem promover o ganho de peso, enquanto especiarias amargas como o açafrão-da-terra possuem uma qualidade mais leve e podem reduzir o apetite [s12]. Na tradição alimentar asiática, que está intimamente ligada ao ensinamento ayurvédico, as especiarias são vistas não apenas como portadoras de sabor, mas também como substâncias farmacologicamente ativas. Essa integração de aspectos médicos e culinários tem se mostrado particularmente benéfica para diversos aspectos da saúde, como o controle da pressão arterial e a melhoria de fatores de risco cardiovascular [s13]. Um exemplo fascinante da complexa forma de ação das qualidades das especiarias é a melancia amarga. Seus componentes amargos, valorizados na culinária asiática, apresentam múltiplos efeitos benéficos à saúde. Os compostos bioativos como fenóis, carotenoides, alcaloides e saponinas contribuem para propriedades anti-diabéticas, anti-oxidantes e até mesmo anti-cancerígenas [s14]. Na prática, a melancia amarga pode ser integrada à dieta diária na forma de chá ou como acompanhamento de legumes. A ciência das especiarias ayurvédica também descreve uma relação direta entre as qualidades das especiarias e seu efeito sobre os fluidos corporais. O fogo digestivo desempenha um papel central nesse contexto. Especiarias como gengibre, cominho e açafrão-da-terra são utilizadas para estimular o fogo digestivo e prevenir a acumulação de substâncias não digeridas (Ama) [s15]. Uma dica prática é preparar uma mistura de especiarias com partes iguais de cominho em pó, gengibre e açafrão-da-terra, que pode ser consumida em água morna antes das refeições. As qualidades das especiarias também se manifestam em sua capacidade de tratar sintomas específicos. A tradição ayurvédica considera tanto a natureza aquecedora ou refrescante das especiarias quanto sua influência sobre os fluidos corporais [s15]. Para a aplicação prática, isso significa que, ao escolher especiarias, deve-se considerar não apenas o sabor, mas também a constituição individual e a situação de saúde atual. A integração dessas qualidades das especiarias na dieta moderna pode ocorrer por meio de experimentação consciente. É aconselhável começar com pequenas quantidades e observar os efeitos no próprio corpo. Uma combinação equilibrada de diferentes qualidades de especiarias pode não apenas enriquecer o sabor dos pratos, mas também contribuir de forma direcionada para o apoio à saúde.

Resumo - 1. 1. Sabores e Efeitos

- As seis sabores (Rasa) são compostos por combinações específicas de elementos, como terra/água para doce e ar/espaço para amargo.
- Sabores doces promovem a regeneração dos tecidos e equilibram especialmente os doshas Vata e Pitta.
- Sabores ácidos aumentam a energia digestiva e são particularmente úteis para tipos Vata.
- O efeito térmico das especiarias influencia diretamente o potencial de oxidação e a dilatação dos vasos.
- O cardamomo, como uma especiaria aquecedora, promove a sudorese e apoia a limpeza das vias respiratórias.
- O alho atua como um forte vasodilatador e previne a coagulação do sangue.
- O melão amargo contém compostos bioativos como fenóis e alcaloides com propriedades anti-diabéticas.
- As especiarias influenciam o fogo digestivo (Agni) e previnem o acúmulo de substâncias não digeridas (Ama).
- As qualidades das especiarias estão diretamente ligadas ao seu efeito farmacológico nos humores corporais.
- Tipos Vata se beneficiam de sabores doces, ácidos e salgados, enquanto tipos Kapha devem se concentrar em sabores picantes, amargos e adstringentes.

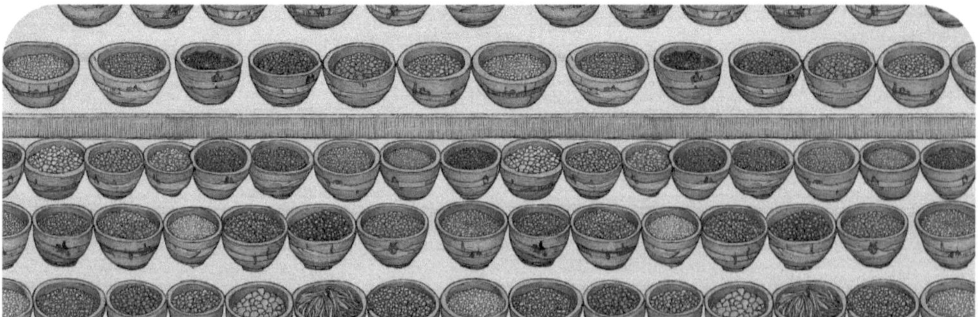

1. 2. 0. Processamento e Armazenamento de Especiarias

A correta manipulação e armazenamento de especiarias forma a base da ciência das especiarias ayurvédicas. Mas como preservar da melhor forma os valiosos ingredientes e o aroma característico das especiarias? Quais métodos tradicionais se mostraram eficazes ao longo dos séculos e quais descobertas modernas complementam esse conhecimento? A complexidade do processamento de especiarias já se revela em processos simples como a torrefação: temperatura, duração e movimento das especiarias influenciam significativamente suas propriedades gustativas e terapêuticas. O armazenamento também apresenta exigências especiais - temperatura, umidade e incidência de luz podem afetar consideravelmente a durabilidade e a eficácia das especiarias. As seguintes considerações iluminam tanto técnicas tradicionais de processamento quanto características de qualidade fundamentadas cientificamente, que são decisivas para a preservação ideal das propriedades das especiarias.

> *„Com a embalagem e armazenamento corretos em temperaturas entre 15 e 35°C, as misturas de especiarias podem ser armazenadas por até 180 dias sem perda de qualidade.“*

1. 2. 1. Métodos tradicionais de processamento

Os métodos tradicionais de processamento de especiarias na culinária ayurvédica baseiam-se em conhecimentos centenários e técnicas refinadas, que não apenas servem para a conservação, mas também destacam as propriedades curativas das especiarias de forma ideal. Um método central é a torrefação das especiarias, que desempenha um papel importante na preparação de misturas de especiarias [s16]. Por exemplo, sementes de mostarda, cominho e sementes de coentro são cuidadosamente aquecidas em uma panela seca até que liberem seu aroma completo. As especiarias devem ser constantemente mexidas para obter um resultado de torrefação uniforme e evitar que queimem. O momento certo para encerrar o processo de torrefação é reconhecido pelo aroma intenso e pela leve mudança de cor das especiarias. No processamento tradicional da cúrcuma, um processo especialmente complexo é utilizado [s17]. Os rizomas são inicialmente cozidos ou cozidos no vapor, o que faz com que o característico cheiro cru desapareça e o amido contido gelatinize. No método indiano clássico, utilizavam-se potes de barro, nos quais os rizomas eram cozidos com água e, em seguida, cobertos com folhas e uma camada de esterco de vaca. A reação de amônia resultante contribuía para a coloração típica. Métodos modernos de processamento utilizam, em vez disso, grandes recipientes de ferro com água alcalina. Após o cozimento, a secagem rápida ao sol é essencial para obter um produto final ideal com umidade entre 8% e 10%. Outro método importante de conservação tradicional é a conserva de especiarias e ervas [s18]. Este processo, também conhecido como "conservação", começa com a limpeza e secagem cuidadosa dos ingredientes. Estes são então cortados em pedaços uniformes e secos novamente por várias horas - seja ao ar livre ou no forno em baixa temperatura. Isso reduz notas de sabor indesejadas e prepara os ingredientes de forma ideal para o processo de conserva. É especialmente importante que todos os utensílios e ingredientes utilizados estejam absolutamente secos, pois qualquer umidade pode comprometer a durabilidade do produto final. O melhor momento para a conserva é durante a estação quente, pois nos meses mais frios a maior umidade do ar aumenta o risco de formação de mofo. Na preparação de pratos complexos de especiarias, como o Biryani [s19], a importância dos métodos tradicionais de processamento se torna particularmente evidente. Aqui, é necessário um cozimento paciente e lento para harmonizar os diferentes aromas das especiarias. Cada ingrediente é cuidadosamente selecionado e adicionado no momento ideal. A adesão a receitas e métodos de preparação tradicionais garante a autenticidade do prato. O armazenamento de especiarias processadas também requer atenção especial [s16]. Com embalagem e armazenamento corretos a temperaturas entre 15 e 35°C, misturas de especiarias podem ser mantidas por até 180 dias sem perda de qualidade. É especialmente importante proteger contra a luz solar direta, pois isso pode acelerar a degradação da cor e, consequentemente, dos ingredientes ativos [s17]. As propriedades físico-químicas das especiarias mudam continuamente durante o armazenamento [s20]. Tipicamente, a umidade e a acidez aumentam ao longo do tempo, enquanto o teor de gorduras e proteínas diminui. Para retardar esses processos, frequentemente são adicionadas ervas com propriedades antioxidantes no processamento tradicional, que não apenas prolongam a durabilidade, mas também reduzem a deterioração microbiana.

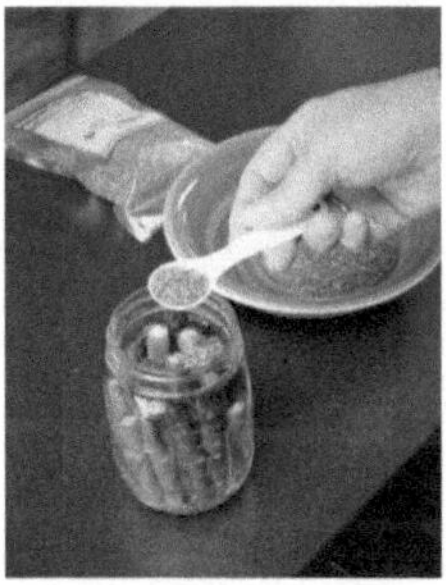

Conserva em vinagre [i1]

Glossário

antioxidante

Propriedade de uma substância de prevenir processos de oxidação prejudiciais e neutralizar radicais livres

gelatinizar

Processo em que o amido se transforma em uma massa gelatinosa através do aquecimento

físico-químico

Refere-se à combinação de processos físicos e químicos em uma substância

Rizoma

Eixo de broto subterrâneo de uma planta, que serve como órgão de armazenamento e pode formar novos brotos

1. 2. 2. Características de qualidade das especiarias

A qualidade das especiarias pode ser determinada com base em várias características sensoriais e físicas, que são decisivas para sua eficácia e aplicabilidade na culinária ayurvédica. Um exame cuidadoso da qualidade é essencial, pois especiarias de baixa qualidade não apenas decepcionam em sabor, mas também podem falhar em sua ação terapêutica. Uma característica de qualidade essencial é a aparência externa das especiarias. Em especiarias inteiras, como cardamomo, cravo ou paus de canela, a superfície deve ser uniforme e livre de danos. Descolorações ou manchas podem indicar armazenamento inadequado ou contaminação microbiana. Ao avaliar os rhizomen de cúrcuma, deve-se ter especial cuidado, pois frequentemente são polidos para obter uma superfície lisa. Às vezes, substâncias questionáveis são utilizadas nesse processo, razão pela qual se deve prestar atenção à qualidade orgânica ou a comerciantes confiáveis ao comprar [s21]. A cor é outro indicador importante de qualidade. Especiarias de alta qualidade apresentam colorações intensas e características. A cúrcuma, por exemplo, deve ter um amarelo-alaranjado vibrante, enquanto as cápsulas de cardamomo devem exibir um verde profundo. Colorações desbotadas ou irregulares indicam envelhecimento ou armazenamento inadequado. Para verificar a qualidade da cor, pode-se espalhar uma pequena quantidade de especiarias em pó sobre um papel branco - especiarias de qualidade superior mostram uma coloração uniforme e intensa, sem grumos ou descolorações. O cheiro é uma das características de qualidade mais significativas. Especiarias frescas e de alta qualidade liberam imediatamente seu aroma característico ao serem levemente esfregadas entre os dedos. Um cheiro fraco ou mofado indica mercadorias envelhecidas ou mal armazenadas. Na avaliação do aroma, deve-se aquecer levemente as especiarias na palma da mão e, em seguida, cheirar com cuidado. Ervas e especiarias de alta qualidade podem melhorar significativamente as propriedades sensoriais dos alimentos, sem distorcer sua característica de sabor fundamental [s22]. A textura também desempenha um papel importante na avaliação da qualidade. Especiarias inteiras devem ser firmes e compactas, não quebradiças ou frágeis. Em especiarias em pó, uma granulação fina e uniforme é desejável. A formação de grumos indica absorção de umidade e pode ser um sinal de deterioração iminente. Para verificar a textura, pode-se esfregar uma pequena quantidade do pó de especiaria entre o polegar e o indicador - o pó de especiaria de alta qualidade tem uma sensação aveludada e se distribui uniformemente. Uma característica de qualidade frequentemente negligenciada, mas importante, é a densidade do pó de especiaria. Especiarias de alta qualidade têm um peso característico em relação ao seu volume. Para verificar isso, pode-se pesar uma colher de chá da especiaria e comparar com valores de referência. Pó muito leve pode ser um indicativo de diluição com enchimentos de baixa qualidade. A pureza das especiarias é outra característica de qualidade decisiva. Especiarias de alta qualidade devem estar livres de corpos estranhos, infestação de insetos ou fungos. Em especiarias inteiras, isso pode ser verificado por meio de uma inspeção visual cuidadosa. Em especiarias em pó, pode-se dissolver uma pequena quantidade em um copo de água - impurezas geralmente se depositam no fundo. A frescura das especiarias também pode ser reconhecida por sua reação ao aquecimento. Especiarias frescas e de alta qualidade desenvolvem rapidamente seu aroma característico e sua cor típica ao serem levemente tostadas. Especiarias velhas ou de baixa qualidade, por outro lado, reagem de forma lenta e frequentemente desenvolvem um odor desagradável e queimado. Para a aplicação prática, isso significa que ao comprar especiarias, deve-se utilizar todos os sentidos. Uma verificação cuidadosa antes da compra pode evitar decepções posteriores. Especialmente ao adquirir grandes quantidades, é aconselhável primeiro comprar uma pequena amostra e testá-la quanto à qualidade antes de adquirir maiores quantidades.

Glossário

microbiano

Causado ou relacionado a organismos microscópicos, como bactérias, fungos ou outros microrganismos

sensorial

Refere-se à percepção através dos órgãos sensoriais humanos, como gosto, olfato, tato, visão e audição

Resumo - 1. 2. Processamento e Armazenamento de Especiarias

- A torrefação tradicional de especiarias requer movimento constante para um resultado de torrefação uniforme e uma otimização da liberação de aromas. Os rizomas de cúrcuma eram tradicionalmente cozidos em potes de barro e cobertos com esterco de vaca, onde a reação de amônia contribuía para a coloração. O processamento moderno da cúrcuma utiliza água alcalina em recipientes de ferro, com um teor de umidade alvo de 8-10%. Misturas de especiarias permanecem estáveis por até 180 dias a 15-35°C sem perda de qualidade. Durante o armazenamento, a umidade e o teor de acidez aumentam, enquanto as gorduras e proteínas diminuem. Ervas antioxidantes são tradicionalmente adicionadas para prolongar a durabilidade e reduzir a deterioração microbiana. Rizomas de cúrcuma polidos podem conter agentes de polimento preocupantes. A densidade da especiaria indica possíveis diluições com enchimentos de baixa qualidade. Especiarias de alta qualidade desenvolvem rapidamente seu aroma característico durante a torrefação, enquanto as de baixa qualidade reagem de forma lenta. A estação quente é ideal para processos de conservação devido à menor umidade do ar e ao risco reduzido de mofo.

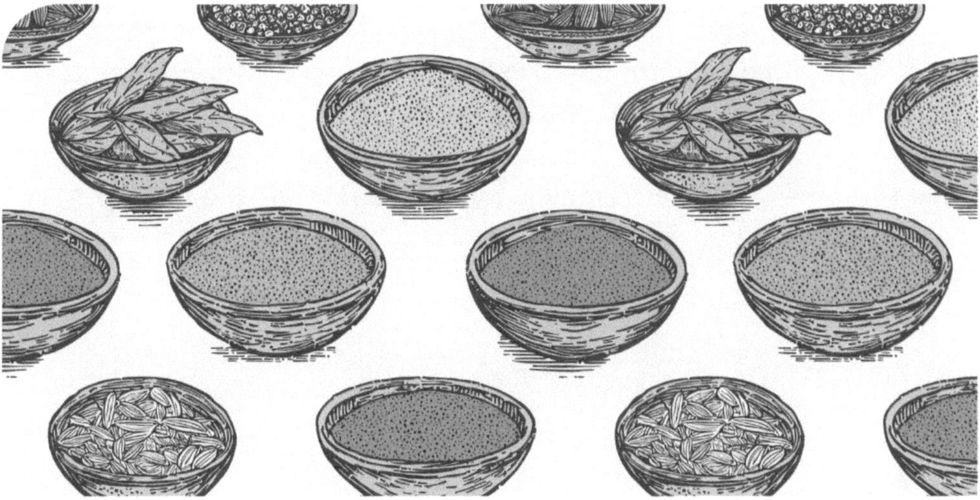

1. 3. 0. Combinações de Especiarias

A combinação de especiarias é um dos aspectos mais fascinantes da arte curativa ayurvédica. Como as diferentes especiarias se influenciam mutuamente? Quais princípios são utilizados para criar misturas harmoniosas? E qual é o papel das necessidades individuais do ser humano nesse processo? A ciência das especiarias ayurvédicas desenvolveu ao longo de milênios um sistema complexo que vai muito além da mera experiência gustativa. Cada especiaria traz não apenas seu sabor característico, mas também propriedades energéticas e curativas específicas. Na combinação de diferentes especiarias, surge uma interação que é eficaz tanto do ponto de vista culinário quanto terapêutico. A arte da combinação de especiarias requer um conhecimento profundo sobre as propriedades de cada especiaria, suas interações e as proporções ideais de mistura. Fatores como estação do ano, tipo de constituição e força digestiva desempenham um papel decisivo. As seções a seguir mostram como você pode utilizar esse conhecimento de forma prática.

„Um princípio fundamental é a consideração da energia de aquecimento e resfriamento das diferentes especiarias - no verão, utilizam-se mais especiarias refrescantes como coentro e cardamomo, enquanto no inverno, mais especiarias aquecedoras como gengibre e canela.“

1. 3. 1. Princípios básicos das misturas de especiarias

A ciência das especiarias ayurvédicas baseia-se na compreensão fundamental de que cada alimento e especiaria não apenas possui um sabor característico, mas também uma específica energia que afeta nosso corpo [s23]. Essa percepção forma a base para a combinação artística de especiarias, que vai muito além da mera experiência gustativa. Na aplicação prática, isso significa, em primeiro lugar, unir os cinco sabores básicos - doce, salgado, azedo, amargo e umami - em um equilíbrio harmonioso [s24]. Tomemos como exemplo uma mistura clássica de especiarias para curry: aqui, o cardamomo doce, os minerais salgados do cominho, a acidez do coentro, os compostos amargos do açafrão e a nota umami do cominho torrado se complementam em uma composição equilibrada. Um princípio fundamental é a consideração da energia quente e fria das diferentes especiarias [s23]. Se você deseja preparar um prato aquecedor, idealmente combine especiarias como gengibre, pimenta-do-reino e canela. Para efeitos refrescantes, especiarias como coentro, cardamomo e funcho são mais adequadas. Na implementação prática, você deve considerar a estação do ano - no verão, use mais especiarias refrescantes, enquanto no inverno, opte por especiarias aquecedoras. A digestibilidade dos alimentos pode ser significativamente melhorada por meio de combinações de especiarias habilidosas [s23]. Um exemplo prático: leguminosas, que muitas vezes são consideradas de difícil digestão, tornam-se muito mais digestíveis com a adição de cominho, gengibre e asafoetida. A regra geral é: quanto mais forte o seu fogo digestivo (agni), melhor você pode processar combinações de especiarias mais complexas. No desenvolvimento de misturas de especiarias, a sensibilidade cultural também desempenha um papel importante [s24]. Combinações tradicionais muitas vezes se desenvolveram ao longo de séculos e estão perfeitamente ajustadas às condições e necessidades regionais. Por exemplo, a culinária indiana frequentemente utiliza combinações de açafrão, cominho e coentro, enquanto a culinária mediterrânea é dominada por orégano, tomilho e alecrim. Outro aspecto importante é a proporção das especiarias entre si [s23]. Semelhante à regra ayurvédica para a proporção de ghee para mel (2:1), também existem proporções ideais para misturas de especiarias. A regra geral é: especiarias dominantes como açafrão ou cominho formam a base (cerca de 40%), enquanto aromas mais sutis como cardamomo ou canela são usados como acentos (cerca de 5-10%). A arte da combinação de especiarias também reside no uso habilidoso de contrastes [s24]. Experimente, por exemplo, a combinação de notas picantes e doces, como na união de pimenta com canela. No entanto, você deve sempre manter em mente o sabor dominante e usar as outras especiarias de forma a apoiar. A interação entre aroma e sabor também é decisiva [s24]. Muitas especiarias revelam seu pleno potencial apenas por meio de uma breve torrefação ou pela combinação com óleos. Uma dica prática: torre especiarias inteiras rapidamente em uma frigideira seca antes de moê-las - isso intensifica significativamente o aroma. A disponibilidade sazonal e local deve ser considerada ao compor misturas de especiarias [s24]. Ervas e especiarias frescas de cultivo regional geralmente têm um aroma mais intenso e harmonizam melhor entre si do que alternativas importadas. Por fim, é importante entender que os princípios básicos das misturas de especiarias servem como um guia, mas deixam espaço para preferências pessoais e experimentos [s24]. Comece com combinações comprovadas e desenvolva suas próprias variações a partir delas. Documente suas experiências e ajuste as misturas às suas necessidades individuais e preferências de sabor.

1. 3. 2. Combinações Harmoniosas de Aromas

A combinação harmoniosa de aromas na culinária ayurvédica segue um sistema complexo que considera tanto aspectos de sabor quanto de saúde. A arte consiste em conectar diferentes mundos de aromas de tal forma que se complementem e se intensifiquem, sem se sobrepor. Um papel central é desempenhado pelas combinações de especiarias com diferentes alimentos básicos. A conexão de ghee com arroz, por exemplo, não apenas impressiona pelo sabor, mas também otimiza a absorção de nutrientes [s25]. Na aplicação prática, recomenda-se aquecer levemente o ghee e adicionar uma pitada de Cúrcuma antes de despejá-lo sobre o arroz cozido.

A combinação de aromas também desempenha um papel importante nas bebidas. A conexão de chá verde com limão, por exemplo, não apenas cria uma experiência de sabor refrescante, mas também apoia o metabolismo [s25]. Para um efeito ideal, você deve não despejar o chá muito quente e adicionar o limão apenas após a infusão, para preservar os valiosos ingredientes. Um aspecto fascinante da combinação harmoniosa de aromas se revela na conexão de notas frutadas e terrosas [s26]. Esse equilíbrio pode ser encontrado, por exemplo, em misturas de chá especiais que combinam frutas e flores. Ao preparar tais misturas, deve-se ter cuidado para que as frutas não se tornem muito dominantes - uma proporção equilibrada de cerca de 30% de frutas para 70% de componentes básicos tem se mostrado eficaz. A tradição ayurvédica também conhece a poderosa combinação de leite com Açafrão [s25]. Essa conexão harmoniosa é especialmente recomendada para as horas da noite, pois tem um efeito relaxante. Para a

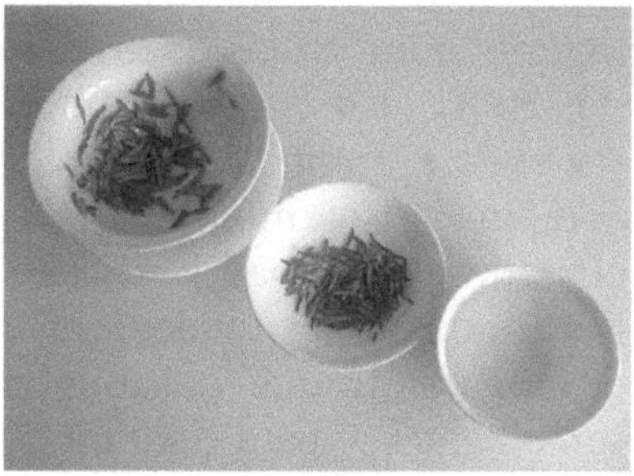

chá verde [i2]

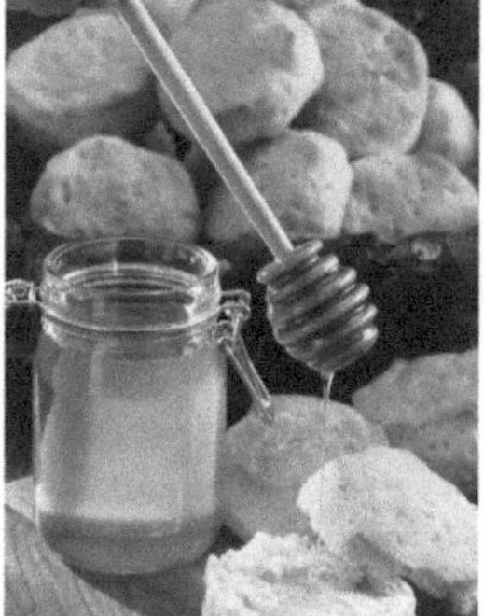

Mel [i3]

preparação, aqueça suavemente o leite e adicione alguns fios de açafrão - é importante que o leite não ferva, mas apenas seja levemente aquecido. Outra combinação interessante de aromas é encontrada na conexão de bananas com ghee [s25]. Essa combinação, à primeira vista incomum, cria um equilíbrio perfeito entre notas doces e cremosas. Na aplicação prática, você pode cortar bananas maduras em fatias e regá-las com uma colher de chá de ghee aquecido - um lanche rico em nutrientes, especialmente adequado para pessoas com digestão fraca. A combinação de grãos integrais com vegetais [s25] não apenas oferece um suprimento equilibrado de nutrientes, mas também um perfil de aromas complexo. É importante ajustar as especiarias a ambos os componentes. Por exemplo, notas picantes de Cominho combinam-se especialmente bem com arroz integral, enquanto ervas mediterrâneas complementam perfeitamente os vegetais. Um aspecto especial da combinação harmoniosa de aromas se revela na conexão de iogurte com frutas [s25]. Aqui, é importante equilibrar a nota ácida do iogurte com a doçura natural das frutas. Dica prática: use frutas maduras e sazonais e combine-as com iogurte natural sem açúcar adicional. A arte da combinação harmoniosa de aromas também se manifesta na preparação de chás de especiarias [s26]. Aqui, diferentes sabores como picante, frutado e floral podem ser unidos em uma composição equilibrada. Ao compor, você deve garantir que os componentes individuais tenham tempos de infusão semelhantes, para garantir uma liberação uniforme dos aromas. A combinação de mel com água morna [s25] é mais um exemplo de uma combinação harmoniosa de aromas com valor para a saúde. É importante que a água não esteja muito quente, pois isso pode fazer com que propriedades valiosas do mel se percam. A temperatura ideal é de cerca de 40°C.

1. 3. 3. Proporções equilibradas de misturas

A arte das proporções equilibradas nas especiarias ayurvédicas baseia-se em relações de quantidades precisas e sua adaptação habilidosa. Tanto os aspectos de sabor quanto os de saúde desempenham um papel central. O equilíbrio correto é decisivo para a eficácia ideal das especiarias. Um princípio fundamental é a relação de 2:1 entre componentes gordurosos e adoçantes [s27]. Isso se manifesta, por exemplo, na preparação de sobremesas ayurvédicas, onde o ghee e o mel são combinados nessa proporção. Essa proporção tem se mostrado especialmente digestiva e minimiza possíveis efeitos indesejados da combinação. Na implementação prática de misturas de especiarias, é importante entender que as receitas básicas servem como ponto de partida, mas podem ser ajustadas individualmente [s28]. Por exemplo, ao preparar uma mistura clássica de curry, você pode aumentar a proporção de especiarias aquecedoras, como gengibre, se desejar um efeito mais aquecedor. Inversamente, a proporção de componentes refrescantes, como coentro, pode ser aumentada para tornar a mistura mais equilibrada. O armazenamento das misturas de especiarias desempenha um papel crucial na preservação das proporções equilibradas. Recipientes herméticos em um local fresco e escuro são essenciais [s28]. Isso evita que componentes individuais percam sua potência devido à oxidação ou umidade, perturbando assim a relação cuidadosamente ajustada. Uma dica prática: use frascos de vidro escuros com tampa de rosca e rotule-os com a data e a composição exata. Outro aspecto importante é o cozimento conjunto de diferentes ingredientes [s27]. Por exemplo, ao preparar uma mistura de especiarias para leguminosas, combinações potencialmente difíceis de digerir podem ser harmonizadas pelo cozimento conjunto. Isso desenvolve um efeito sinérgico que aumenta a digestibilidade dos pratos. O ajuste fino das proporções deve também considerar a constituição individual. Pessoas com um fogo digestivo forte geralmente toleram misturas de especiarias mais intensas, enquanto indivíduos com digestão sensível se beneficiam de combinações mais equilibradas e suaves. Experimente com cautela e documente suas experiências. Ao produzir grandes quantidades de misturas de especiarias, é aconselhável começar com uma pequena quantidade de teste e prová-la antes de preparar a mistura completa. Assim, você pode ajustar as proporções sem desperdiçar grandes quantidades das valiosas especiarias. A frescura dos componentes individuais também é decisiva para o sucesso da mistura. Utilize especiarias moídas o mais frescas possível e preste atenção às diferentes durabilidades. Enquanto especiarias robustas, como cúrcuma, mantêm sua potência por vários meses, componentes mais sensíveis, como cardamomo moído, devem ser renovados com mais frequência. Uma abordagem prática é trabalhar com uma mistura base, que pode ser complementada conforme a situação. Essa mistura base contém os principais componentes em proporções equilibradas e pode ser refinada com especiarias adicionais conforme necessário. Isso permite uma adaptação flexível sem perturbar o equilíbrio fundamental. A verificação e ajuste regulares das proporções é parte da prática ayurvédica. Mudanças sazonais, necessidades individuais e a qualidade das especiarias disponíveis podem exigir ajustes finos. Mantenha-se atento aos sinais do seu corpo e aos efeitos das especiarias.

Resumo - 1. 3. Combinações de Especiarias

- A ciência das especiarias ayurvédicas baseia-se na ação energética de cada especiaria sobre o corpo, além do sabor puro.
- Os cinco sabores básicos devem estar equilibrados em uma mistura de especiarias para curry: cardamomo adocicado, cominho salgado, coentro ácido, cúrcuma amarga e a nota umami do cominho torrado.
- A energia aquecedora e refrescante das especiarias segue as estações - no verão, mais especiarias refrescantes como coentro e funcho, no inverno, mais aquecedoras como gengibre e canela.
- A proporção de especiarias dominantes como cúrcuma em relação à base é de cerca de 40%, enquanto aromas mais sutis como cardamomo representam apenas 5-10%.
- Tostar levemente especiarias inteiras antes de moer intensifica significativamente o aroma.
- A combinação de ghee com arroz otimiza comprovadamente a absorção de nutrientes.
- O chá verde com limão não deve ser preparado muito quente, e o limão deve ser adicionado apenas após a infusão.
- Em misturas de chá, uma proporção de 30% de frutas para 70% de componentes básicos tem se mostrado ideal.
- O leite com açafrão deve ser apenas levemente aquecido e não fervido para obter efeito ideal.
- A proporção fundamental de 2:1 entre componentes gordurosos e adoçantes minimiza efeitos indesejados.
- Recipientes de vidro escuro com tampa de rosca são ideais para o armazenamento de misturas de especiarias.

Revisão - 1. Fundamentos da Ciência das Especiarias Ayurvédicas

- A ciência ayurvédica das especiarias distingue seis sabores fundamentais (Rasa), que se compõem de combinações específicas de elementos. Cada sabor atua diretamente sobre os doshas e influencia os sistemas corporais por meio de sua qualidade energética. O efeito térmico das especiarias é dividido em propriedades aquecedoras e resfriadoras, que afetam o potencial de oxidação e a dilatação dos vasos. A pimenta-do-reino, como uma especiaria clássica e aquecedora, aumenta a circulação sanguínea e alivia a rigidez muscular e articular. O coentro, atuando como uma especiaria resfriadora, tem propriedades desintoxicantes e é especialmente adequado para pratos de verão. A qualidade das especiarias pode ser determinada por características sensoriais como cor, aroma e textura. Especiarias de alta qualidade desenvolvem rapidamente seu aroma característico ao serem tostadas, enquanto as de baixa qualidade reagem de forma lenta. O processamento tradicional da cúrcuma ocorre por meio de um complexo processo de cozimento e secagem sob condições alcalinas específicas. Misturas de especiarias seguem o princípio do equilíbrio entre os cinco sabores básicos e consideram a energia de aquecimento e resfriamento. A proporção fundamental de mistura de 2:1 entre componentes gordurosos e adoçantes tem se mostrado especialmente digestiva. A combinação de ghee com arroz não apenas otimiza o sabor, mas também a absorção de nutrientes. A união do açafrão com leite morno revela um efeito relaxante. Embora esses princípios fundamentais da ciência das especiarias sejam fascinantes, é apenas a consideração detalhada de especiarias individuais que revela sua verdadeira complexidade e profundidade terapêutica.

2. 0. 0. Especiarias Individuais e suas Propriedades

O mundo das especiarias fascina a humanidade há milênios. Mas o que torna cada especiaria tão especial e como elas revelam seus efeitos específicos no organismo humano? Desde o poder curativo do gengibre, passando pelo efeito estimulante do metabolismo da cúrcuma, até as propriedades digestivas do cominho - cada especiaria possui um perfil único de substâncias bioativas. Enquanto a ciência moderna desvenda cada vez mais os mecanismos moleculares dessas especiarias, surge a questão: como podemos conectar o conhecimento tradicional com os resultados da pesquisa atual de maneira significativa? Qual é o papel da qualidade, origem e armazenamento adequado para a eficácia? E como podemos integrar o potencial terapêutico das especiarias de forma ideal em nosso cotidiano? As seguintes considerações iluminam as especiarias mais importantes da tradição ayurvédica em detalhes - desde sua origem botânica, passando por sua composição química, até as possibilidades práticas de aplicação na cozinha e na medicina. Fica claro: o conhecimento sobre as propriedades específicas de cada especiaria abre novas perspectivas para seu uso direcionado.

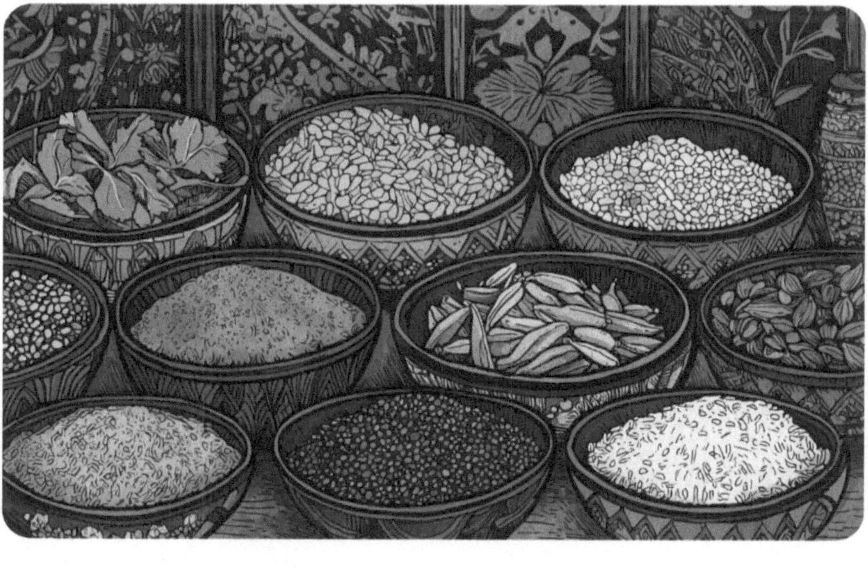

2. 1. 0. Especiarias de Raiz

As especiarias de raiz são alguns dos representantes mais fascinantes do mundo das especiarias. Mas o que as torna tão especiais? Seus órgãos de armazenamento subterrâneos contêm uma surpreendente variedade de substâncias bioativas, que são eficazes não apenas em termos de sabor, mas também terapeuticamente. Como as diferentes especiarias de raiz se diferenciam em sua ação? Qual é o papel delas na medicina ayurvédica? Desde a picante raiz de gengibre até a cúrcuma dourada e o doce galanga - cada uma dessas especiarias desenvolveu sua própria história e propriedades específicas. Surge a questão de como essas especiarias podem ser utilizadas e combinadas de forma ideal para que seus efeitos benéficos à saúde se manifestem plenamente. A ciência moderna confirma cada vez mais o conhecimento tradicional sobre as especiarias de raiz e abre novas perspectivas para sua aplicação. Uma análise mais detalhada dessas plantas notáveis revela uma fascinante interação entre tradição e inovação na ciência das especiarias.

> *„Rábano é chamado de Vajramula na Ayurveda e é valorizado por suas propriedades altamente aquecedoras.“*

2. 1. 1. Gengibre e suas aplicações

Gengibre, uma fascinante especiaria de raiz com uma tradição milenar, é uma das especiarias mais consumidas em todo o mundo [s29]. Seu uso remonta à Antiguidade, com a introdução na região do Mediterrâneo já no século I d.C. [s30]. O rizoma subterrâneo desta notável planta abriga uma abundância de componentes bioativos, conhecidos por seus diversos efeitos benéficos à saúde [s31]. O sabor característico picante e quase apimentado do gengibre se revela sem a intensidade de outras especiarias [s31]. Na culinária, o gengibre é encontrado em várias formas - fresco, seco, em conserva, cristalizado ou em pó [s29]. Uma dica prática para armazenar gengibre fresco: embrulhe-o em um pano de cozinha úmido e guarde na gaveta de legumes da geladeira, assim ele permanece fresco por até três semanas. Particularmente notáveis são as aplicações medicinais do gengibre. Pesquisas confirmam sua eficácia em vários tipos de náusea [s32]. Para gestantes com enjoo matinal, recomenda-se a preparação de um chá suave de gengibre: despeje água quente sobre 2-3 fatias finas de gengibre fresco e deixe em infusão por 5-10 minutos. O gengibre também se mostrou eficaz contra o enjoo de viagem [s33] - aqui, pedaços de gengibre cristalizado ou cápsulas de gengibre podem ser consumidos preventivamente antes da viagem. As propriedades anti-inflamatórias do gengibre são especialmente interessantes para pessoas com doenças inflamatórias crônicas, como artrite [s34]. Uma bebida reconfortante de gengibre e cúrcuma pode ser benéfica: combine uma colher de chá de gengibre fresco ralado com uma pitada de cúrcuma e pimenta-do-reino em água quente [s35]. Para apoiar o sistema imunológico, uma combinação de gengibre, canela e cravo é especialmente eficaz [s31]. Uma bebida correspondente pode ser facilmente preparada: ferva as especiarias brevemente em água e desfrute quente ou fria - conforme a preferência pessoal. Ao usar gengibre, alguns aspectos importantes devem ser considerados. Efeitos colaterais possíveis, como azia, diarreia ou irritação bucal, podem ocorrer especialmente em altas doses [s33]. Pessoas que tomam anticoagulantes, medicamentos para diabetes ou pressão arterial devem consultar seu médico antes de consumir gengibre regularmente [s33]. Um aspecto interessante da culinária tradicional é o uso de fatias de gengibre entre os pratos para limpar o paladar [s30]. Essa prática pode ser facilmente integrada em menus modernos: sirva fatias finas de gengibre levemente salgadas como Palate Cleanser entre os diferentes pratos. A combinação de gengibre com outras especiarias pode potencializar suas propriedades benéficas. Especialmente a conexão com cúrcuma tem se mostrado eficaz na redução de inflamações [s35]. Um óleo de especiarias ayurvédico pode ser facilmente preparado: aqueça suavemente óleo de coco de alta qualidade com gengibre ralado e uma pitada de cúrcuma - ideal para massagens ou como óleo tempero. Os compostos bioativos no gengibre, especialmente o gingerol, mostram efeitos promissores no tratamento do diabetes tipo 2 através da melhoria dos níveis de açúcar no sangue [s35]. O consumo regular e moderado de gengibre pode ser benéfico. Para otimizar os benefícios à saúde, a preparação correta é crucial. O gengibre fresco deve ser lavado cuidadosamente antes do uso e descascado conforme a receita. O armazenamento do pó de gengibre seco é melhor feito em um recipiente hermético em um local fresco e escuro.

Glossário

bioativo
Substâncias naturais que influenciam processos biológicos no corpo e têm um efeito fisiológico

Gingerol
Os principais compostos picantes no gengibre, quimicamente relacionados à capsaicina da pimenta, responsáveis pelo sabor característico

Palate Cleanser
Uma experiência de sabor neutralizante entre diferentes pratos de um menu, que refresca o paladar e prepara para novas impressões gustativas

Rizoma
Um sistema de broto subterrâneo horizontal de uma planta, que serve como órgão de armazenamento e pode formar novos brotos

2. 1. 2. Cúrcuma como especiaria medicinal

A cúrcuma, uma fascinante especiaria medicinal com quase 4000 anos de tradição [s36], pertence à família das zingiberáceas e é originária do Sudeste Asiático [s37]. A raiz de cor amarelo-dourado contém cerca de 3% de compostos bioativos [s38], responsáveis por suas notáveis propriedades terapêuticas. Destaca-se especialmente o efeito anti-inflamatório da cúrcuma, mediado por diversos mecanismos [s39]. Em atletas, demonstrou-se que uma dose baixa pode aliviar inflamações e dores musculares induzidas pelo exercício [s40]. Uma dica prática para atletas: após um treino intenso, recomenda-se uma xícara de Leite Dourado - aqueça leite vegetal com uma colher de chá de pó de cúrcuma e uma pitada de pimenta-do-reino. A bioatividade da cúrcuma, no entanto, representa um desafio especial. Devido à má absorção e rápida metabolização no corpo [s40], é importante combinar a especiaria corretamente. A adição de pimenta-do-reino pode aumentar a bioatividade em até 2000% [s40]. Uma receita comprovada para a absorção ideal: misture pó de cúrcuma com um pouco de azeite e uma pitada de pimenta-do-reino. Na dermatologia, a cúrcuma mostra efeitos promissores. Estudos comprovam melhorias em várias doenças de pele, como acne, psoríase e dermatite atópica [s41]. Para uso externo, você pode preparar uma máscara facial calmante: misture uma colher de chá de pó de cúrcuma com iogurte e um pouco de mel. Em distúrbios digestivos e doenças inflamatórias intestinais, como colite ulcerosa e doença de Crohn, a cúrcuma também pode atuar como um suporte [s42]. A raiz medicinal melhora a permeabilidade da mucosa intestinal e protege contra toxinas e bactérias [s37]. Um chá digestivo pode ser facilmente preparado: cozinhe raiz de cúrcuma fresca com gengibre e um pau de canela. Os efeitos positivos na saúde cerebral também são notáveis. A cúrcuma pode melhorar o humor e promover a liberação de "hormônios da felicidade" [s38]. No tratamento do Alzheimer, outro componente ativo mostra efeitos promissores ao apoiar a reparação celular [s38]. As propriedades antioxidantes da cúrcuma [s43] tornam-na um valioso agente anti-envelhecimento. Ela protege as células contra danos e pode reduzir sinais de envelhecimento [s38]. Uma bebida rejuvenescente para começar o dia: misture pó de cúrcuma com suco de laranja fresco e uma colher de chá de óleo de linhaça. Na pesquisa sobre câncer, a cúrcuma mostra resultados promissores ao inibir o crescimento tumoral e promover a apoptose de células cancerígenas [s36] [s44].

Também no tratamento da tireoide, a cúrcuma pode atuar como um suporte devido às suas propriedades anti-inflamatórias [s45]. Apesar dos diversos efeitos positivos, algumas precauções devem ser observadas. Doses excessivas podem causar desconforto estomacal e náuseas [s45]. Pessoas com certas condições pré-existentes ou que tomam medicamentos devem consultar seu médico antes de usar regularmente. Para um efeito ideal, recomenda-se a ingestão regular e moderada em combinação com substâncias de suporte [s40]. Um tempero de curry equilibrado pode ser feito em casa: misture pó de cúrcuma com pimenta-do-reino, cominho, coentro e canela - ideal para a cozinha diária.

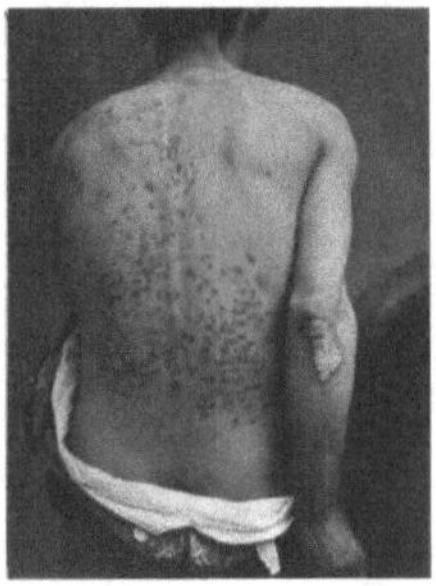

Psoríase [i4]

Glossário

Apoptose
A morte celular programada, um processo natural para remover células danificadas ou não mais necessárias do organismo

Bioatividade
A proporção de uma substância ativa que é absorvida inalterada pelo corpo e está disponível no local de ação

Colite ulcerosa
Uma doença inflamatória intestinal crônica, onde a mucosa do cólon se inflama repetidamente e forma úlceras

Doença de Crohn
Uma inflamação crônica que pode afetar todas as camadas da parede intestinal e pode ocorrer em todas as seções do trato digestivo

Psoríase
Uma doença de pele não contagiosa caracterizada por áreas de pele vermelha e escamosa

2. 1. 3. Galanga e suas propriedades

Galanga, uma fascinante especiaria de raiz da família dos Zingiberaceae, está intimamente relacionada ao gengibre e à cúrcuma, sendo especialmente valorizada na culinária do sudeste asiático [s46]. A designação científica Alpinia galanga indica sua afiliação botânica, com a planta podendo atingir impressionantes alturas de até 1,80 metros [s47]. O rhizom se destaca por seu sabor complexo - uma combinação única de notas picantes, apimentadas e levemente doces, complementadas por sutis toques de pinho e cítricos [s46]. Essa diversidade de sabores torna a galanga uma especiaria valiosa na cozinha moderna. Para um uso ideal, deve-se garantir que os rizomas estejam firmes e intactos. Quando armazenados corretamente na geladeira, permanecem frescos por cerca de uma semana [s47].

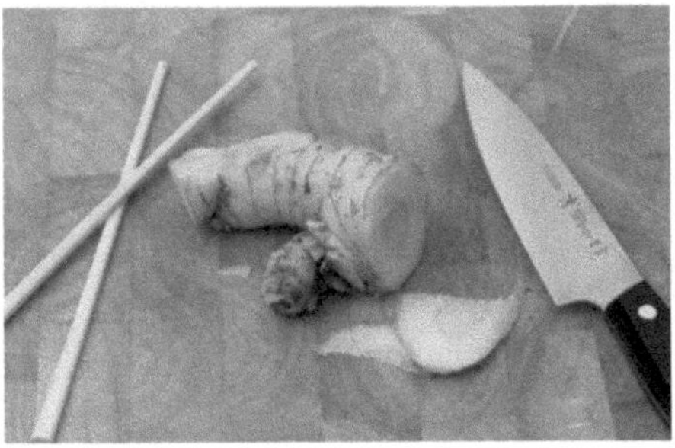

Galanga [i5]

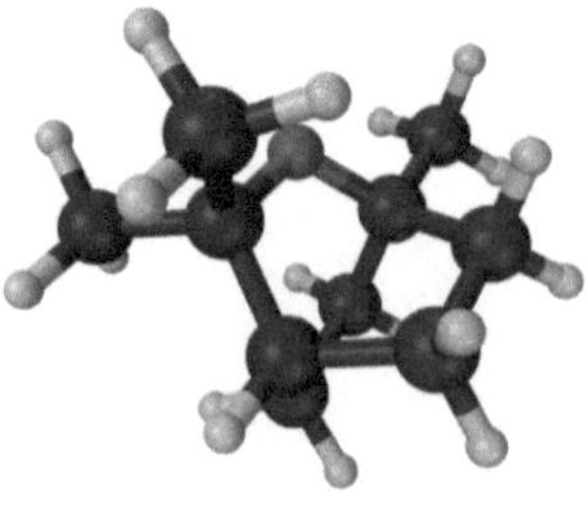

Eucaliptol [i6]

Particularmente notáveis são as diversas propriedades medicinais da galanga. A raiz produz óleos essenciais com compostos biologicamente ativos, sendo o 1,8-Cineol ou Eucaliptol um dos principais fitocamicais [s48]. Uma dica prática para a aplicação: prepare um chá digestivo, despejando água quente sobre a raiz de galanga finamente picada e deixando em infusão por 10 minutos. As propriedades antioxidantes da galanga são impressionantes. A raiz contém substâncias valiosas como quercetina e ácido gálico, que podem proteger contra infecções e prevenir doenças crônicas [s49]. Para uma absorção ideal dos antioxidantes, recomenda-se a combinação com alimentos gordurosos, uma vez que os compostos bioativos são lipossolúveis. Na medicina tradicional, a galanga é valorizada por uma ampla gama de aplicações. Suas propriedades carminativas, antipiréticas e anti-inflamatórias fazem dela um remédio versátil [s50]. Um remédio caseiro comprovado para problemas digestivos é uma mistura de galanga e suco de limão, utilizada em partes do sudeste asiático como tônico [s47]. É interessante também o efeito positivo na saúde cerebral. A galanga pode melhorar a vigilância e a concentração [s49]. Para pessoas com alta carga mental, recomenda-se um chá matinal revigorante: combine galanga com chá verde e uma fatia de limão. As propriedades antibacterianas e antifúngicas tornam a galanga um valioso aliado do sistema imunológico [s50]. Ao primeiro sinal de resfriado, um chá de galanga e gengibre pode ser útil: ferva ambas as raízes rapidamente e adicione um pouco de mel. Notáveis também são os potenciais efeitos anticancerígenos. Os antioxidantes na raiz podem possivelmente inibir células tumorais e prevenir sua propagação [s49]. Para um efeito preventivo, recomenda-se a integração regular da galanga na dieta diária. A extração dos valiosos óleos essenciais pode ser otimizada por tecnologias modernas, sendo sua alta hidrofobicidade uma questão de especial atenção [s48]. Esses óleos têm diversas aplicações nas áreas de agricultura, alimentos, farmacêutica e cuidados pessoais. Para a saúde do coração, a galanga também oferece perspectivas interessantes. A raiz pode reduzir os níveis de colesterol e melhorar a circulação sanguínea [s46]. Uma bebida fortalecedora do coração

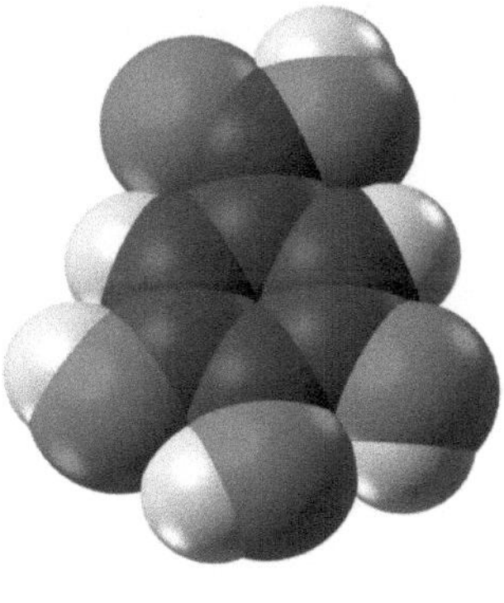

Ácido gálico [i7]

pode ser facilmente preparada: combine pó de galanga com água morna e uma pitada de canela.

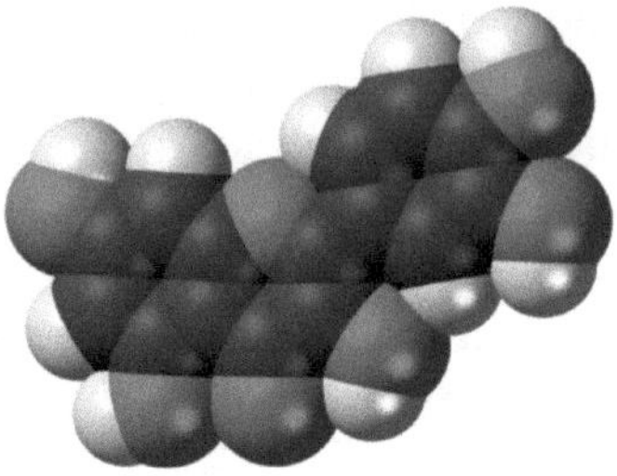

Quercetina [i8]

Glossário

antipirético
Um efeito redutor de febre de remédios que normaliza a temperatura corporal em valores elevados.

carminativo
Uma propriedade de remédios que reduz a flatulência e os gases digestivos, promovendo sua eliminação.

Hidrofobicidade
A propriedade de substâncias de repelir água ou não se misturar com água. Essas substâncias também são chamadas de hidrofóbicas ou lipofílicas.

Zingiberaceae
Uma família de plantas das zingiberáceas, que inclui muitas plantas aromáticas. A família abrange cerca de 50 gêneros e mais de 1.300 espécies, que ocorrem principalmente em regiões tropicais e subtropicais.

2. 1. 4. Raiz de alcaçuz como especiaria

A raiz de alcaçuz (Glycyrrhiza glabra) é uma especiaria fascinante com uma história notável que remonta à Antiguidade [s51]. Sua principal área de distribuição se estende pela Grécia, Turquia e Ásia Ocidental, onde é cultivada como uma planta perene [s51]. O sabor característico lembra uma mistura de anis e funcho [s52], sendo o composto ativo Glicirrizina responsável pela intensa doçura - é cerca de 50 vezes mais doce que o açúcar comum [s51]. Na culinária, a raiz de alcaçuz pode ser utilizada de diversas maneiras. Para preparar um chá aromático, você pode, por exemplo, despejar água quente sobre pequenos pedaços da raiz seca e deixar em infusão por cerca de 10 minutos. A raiz também é excelente para aprimorar sobremesas ou como adoçante natural em bebidas. Uma dica prática: use a raiz em combinação com outras especiarias, como canela ou anis estrelado, para obter notas de sabor mais complexas. As propriedades medicinais da raiz de alcaçuz são impressionantemente variadas. Ela possui ação anti-inflamatória, antibacteriana, antiviral e antioxidante [s53]. Destaca-se especialmente sua função como Expectorante - ajuda a remover o excesso de muco das vias respiratórias [s51]. Em caso de sintomas de resfriado, você pode preparar um chá para a tosse: combine a raiz de alcaçuz com gengibre fresco e uma fatia de limão. Na medicina tradicional chinesa, a raiz de alcaçuz é valorizada como um Adaptógeno, que aumenta a resistência ao estresse do corpo [s51]. Para um efeito equilibrante, recomenda-se a ingestão regular de chá de alcaçuz, idealmente pela manhã ou no início da tarde. É importante observar que o consumo excessivo deve ser evitado. A raiz também é

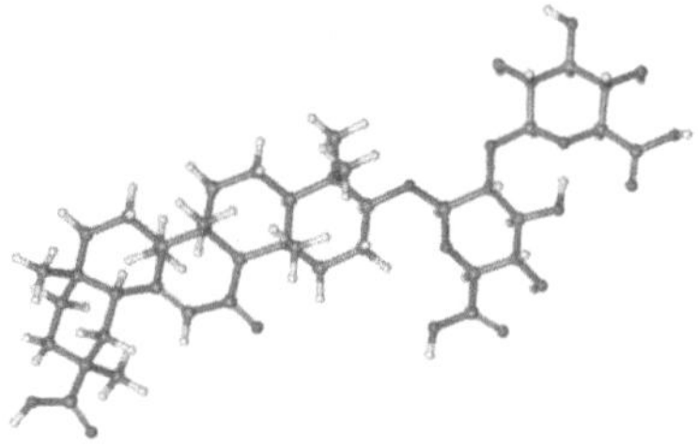

Glicirrizina [i9]

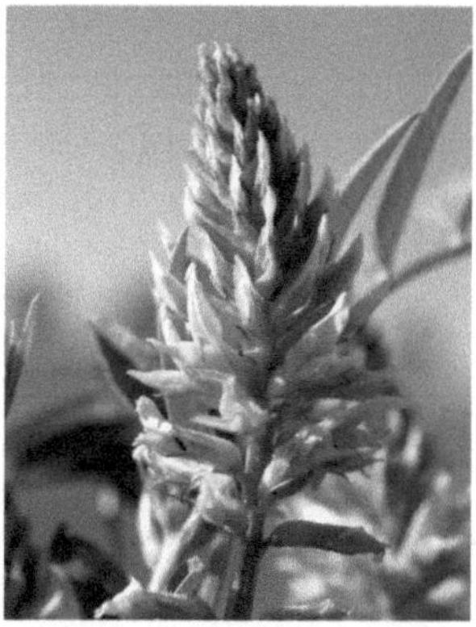

Raiz de alcaçuz [i10]

utilizada no tratamento de distúrbios gastrointestinais. Ela pode ter um efeito calmante em úlceras gástricas e duodenais [s53]. Um chá digestivo calmante pode ser facilmente preparado: combine a raiz de alcaçuz com hortelã e flores de camomila. Na cosmética, a raiz de alcaçuz é valorizada por suas propriedades clareadoras e de melhora da elasticidade da pele [s53]. Você pode fazer uma máscara facial nutritiva misturando pó de raiz de alcaçuz com mel e um pouco de iogurte. A importância da raiz de alcaçuz na medicina ayurvédica e Siddha sublinha sua versatilidade como remédio [s54]. Tradicionalmente, ela é utilizada em várias preparações, muitas vezes em combinação com outras plantas medicinais. Uma receita clássica ayurvédica é a combinação da raiz de alcaçuz com Tulsi (manjericão sagrado) e gengibre como um tônico fortalecedor. Ao usar a raiz de alcaçuz, é importante considerar alguns aspectos. Para armazenamento ideal, mantenha as raízes secas em um local fresco e seco, em um recipiente hermético. As raízes podem manter seu poder aromático por vários meses. A integração da raiz de alcaçuz na dieta moderna oferece possibilidades interessantes. Você pode, por exemplo, criar uma bebida refrescante de verão, combinando chá de alcaçuz com hortelã e limão, servindo-a gelada. Também pode ser utilizada como adoçante natural em smoothies ou sobremesas de forma criativa.

Glossário

Adaptógeno

Substâncias naturais que ajudam o corpo a se adaptar melhor a estresses físicos e emocionais, aumentando a resistência.

Expectorante

Um composto ou medicamento que auxilia na remoção de muco dos brônquios e pulmões, facilitando a expectoração.

Glicirrizina

Um adoçante natural da raiz de alcaçuz, também conhecido como E958, utilizado na indústria alimentícia como adoçante.

2. 1. 5. Rábano no Ayurveda

No entendimento ayurvédico, o rábano (sânscrito: Vajramula) é classificado como uma especiaria poderosa com propriedades fortemente aquecedoras [s55]. Sua intensidade picante e efeito penetrante fazem dele uma ferramenta importante na arte de cura ayurvédica, especialmente quando se trata de estimular o fogo digestivo (agni) e reativar processos estagnados no corpo. A tradição ayurvédica valoriza o rábano especialmente por sua capacidade de estimular o fogo digestivo de forma sustentável. Isso se manifesta na prática, especialmente em pessoas com digestão lenta [s55]. Uma dica de aplicação comprovada é a preparação de uma pasta de especiarias que favorece a digestão: para isso, rábano fresco ralado é misturado com uma pitada de sal e um pouco de suco de limão. Apenas uma pequena quantidade dessa pasta antes da refeição pode aumentar significativamente a força digestiva. Na terapia de limpeza ayurvédica, o rábano desempenha um papel importante na eliminação de ama (resíduos metabólicos não digeridos e toxinas) [s55]. Sua picância penetrante ajuda a dissolver e eliminar depósitos persistentes. Uma dica prática para uma aplicação purificadora: misture uma colher de chá de rábano fresco ralado com água morna e beba essa mistura pela manhã em jejum. Particularmente notável é a eficácia do rábano em infecções do trato urinário [s56]. Os compostos bioativos contidos podem combater efetivamente bactérias patogênicas e impedir sua entrada nas células. Para uma aplicação de suporte em infecções do trato urinário, recomenda-se a preparação de uma bebida terapêutica: misture meia colher de chá de rábano fresco ralado com um copo de água morna e um pouco de mel. A medicina ayurvédica também enfatiza a importância da dosagem correta e da constituição individual. Pessoas com um pittadosha dominante devem consumir rábano apenas com moderação, pois seu efeito aquecedor pode levar a desequilíbrios. Uma dica equilibradora: combine rábano com ervas refrescantes como coentro ou hortelã. Para a eficácia e armazenamento ideais do rábano fresco, existem algumas orientações importantes: a raiz deve ser firme e sem danos, não apresentar manchas escuras e ser armazenada em local fresco. O rábano ralado perde rapidamente a intensidade, portanto, deve ser sempre preparado fresco. Uma dica prática de armazenamento: envolva o rábano não processado em um pano úmido e armazene-o na gaveta de vegetais da geladeira. A aplicação tradicional do rábano também se estende ao uso externo. Em casos de dores musculares e desconfortos reumáticos, uma compressa de rábano pode proporcionar alívio. Para isso, o rábano fresco ralado é envolto em um pano de algodão fino e colocado nas áreas afetadas - mas nunca por mais de 15 minutos, para evitar irritações na pele.

Resumo - 2. 1. Especiarias de Raiz

- O gengibre foi introduzido na região do Mediterrâneo já no século I d.C.
- Os gingeróis bioativos no gengibre mostram efeitos promissores no tratamento do diabetes tipo 2.
- O açafrão contém cerca de 3% de compostos bioativos.
- A combinação de açafrão com pimenta-do-reino aumenta a biodisponibilidade em até 2000%.
- O açafrão promove a apoptose de células cancerígenas e inibe o crescimento tumoral.
- O galanga pode atingir alturas de até 1,80 metros.
- 1,8-Cineol/Eucaliptol estão entre os principais fitoc químicos no galanga.
- Os óleos essenciais do galanga se destacam pela alta hidrofobicidade.
- A glicirrizina na raiz de alcaçuz é cerca de 50 vezes mais doce que o açúcar convencional.
- A raiz de alcaçuz atua como um adaptógeno para aumentar a resistência ao estresse.
- O rábano é chamado de Vajramula em sânscrito.
- A medicina ayurvédica utiliza o rábano para a eliminação de Ama (resíduos metabólicos).
- Pessoas com Pitta-Dosha dominante devem consumir rábano apenas com moderação.

2. 2. 0. Sementes e Frutos

O mundo das sementes e frutas na ciência das especiarias ayurvédicas revela um espectro fascinante de aromas, propriedades curativas e possibilidades culinárias. Mas o que torna essas partes da planta tão especiais? Como se desenvolvem nelas as notas de sabor características que definem nossos pratos? Desde a 'rainha das especiarias', o cardamomo, passando pelas versáteis sementes de coentro, até a comum pimenta-do-reino - cada uma dessas especiarias carrega sua própria história e propriedades específicas. A combinação do conhecimento tradicional com descobertas científicas modernas revela continuamente novos aspectos de sua eficácia. Particularmente interessante é a questão de como essas especiarias não apenas influenciam o sabor, mas também podem ter efeitos terapêuticos. Os capítulos seguintes exploram cada especiaria em detalhe e mostram como suas diversas propriedades podem ser utilizadas de forma ideal.

„Sementes de coentro desenvolvem, ao contrário das folhas frescas, um aroma totalmente distinto, quente e picante, com notas ligeiramente cítricas.“

2. 2. 1. Cardamomo e sua diversidade

O cardamomo, também conhecido como "rainha das especiarias" [s57], pertence à família das zingiberáceas (zingiberaceae) e possui uma história de uso que remonta a milênios, até 4000 a.C. [s57]. Esta fascinante planta de especiarias, originária da Índia [s58], apresenta uma notável diversidade, que pode ser dividida principalmente em duas variantes principais: o cardamomo verde (Elettaria) e o cardamomo preto (Amomum) [s59]. A planta cresce como uma erva perene com rhizomen carnudos e folhas em forma de espada. Suas flores brancas, com tons de rosa, se desenvolvem nas características frutas [s60]. Na cultura, o cardamomo se mostra exigente - prefere solo moderadamente úmido a úmido e se desenvolve melhor à sombra [s60]. Muitos agricultores adotam métodos de cultivo sustentáveis e orgânicos [s59], o que contribui para a alta qualidade do produto final. As diferenças entre as duas variantes principais são notáveis: o cardamomo verde se destaca por suas pequenas cápsulas triangulares de cor verde pálido e encanta com seu aroma doce e floral. A variante preta, por outro lado, apresenta cápsulas maiores e alongadas de cor marrom, com um sabor caracteristicamente defumado e terroso [s59]. No cardamomo verde, também se distinguem três variedades naturais: Malabar, Mysore e Vazhuka [s61]. Na aplicação prática, a versatilidade do cardamomo se revela de forma clara. Para resultados de sabor ideais, recomenda-se usar cardamomo verde em sobremesas, produtos de panificação e pratos de arroz. Uma dica prática: moa as sementes pouco antes de usar, para preservar todo o aroma. O cardamomo preto, por sua vez, revela todo o seu potencial em pratos salgados, como curries de carne e sopas [s59]. Um exemplo particularmente popular é o uso na preparação tradicional do Masala Chai, onde o cardamomo verde exibe sua nota característica [s61]. Os aspectos de saúde do cardamomo são impressionantemente diversos. A planta contém importantes componentes bioativos, como Diindolilmetano (DIM) e Indol-3-Carbinol (IC3) [s57], que apresentam potenciais propriedades anticâncer. O cineol presente ajuda o corpo na luta contra vírus, bactérias e infecções fúngicas [s62]. Na medicina ayurvédica, o cardamomo é tradicionalmente utilizado para uma variedade de queixas - desde problemas digestivos até doenças respiratórias e tratamento de infecções gengivais [s63]. Curiosamente, a Guatemala se estabeleceu como um dos principais produtores e exportadores, ao lado das tradicionais regiões asiáticas de cultivo, sendo a qualidade guatemalteca frequentemente considerada superior [s58]. Isso sublinha a importância global desta especiaria valiosa. Para armazenamento prático, recomenda-se guardar o cardamomo em recipientes herméticos em um local fresco e escuro. As cápsulas permanecem aromáticas por mais tempo do que as sementes moídas. Outra dica prática: para um aroma mais intenso, as cápsulas de cardamomo podem ser levemente tostadas em uma frigideira seca antes do uso. A combinação com outras especiarias, como canela, noz-moscada e cravo [s64], abre novas dimensões de sabor. Um exemplo prático é a preparação do tradicional Garam Masala, onde o cardamomo preto revela sua nota picante [s61].

2. 2. 2. Sementes de coentro e seus efeitos

As sementes de coentro, os frutos maduros do coentro (Coriandrum sativum L.), estão entre as especiarias mais antigas conhecidas e se destacam por sua notável versatilidade na medicina tradicional e na culinária [s65]. Ao contrário das folhas frescas, as sementes desenvolvem um aroma quente e picante, com notas ligeiramente cítricas. A ação terapêutica das sementes de coentro baseia-se em sua rica composição de substâncias bioativas. Destaca-se aqui o óleo essencial, cujo componente principal é Linalool, além de vários polifenóis, esteróis e tocoles [s66]. Esses ingredientes conferem às sementes suas impressionantes propriedades benéficas à saúde. Na tradição ayurvédica, as sementes de coentro são especialmente valorizadas em casos de distúrbios digestivos. Elas têm um efeito digestivo e podem aliviar a flatulência e a sensação de plenitude [s67]. Uma dica prática é a preparação de um chá de coentro: para isso, cerca de duas colheres de chá de sementes levemente tostadas e esmagadas são cobertas com água fervente e deixadas em infusão por 10 minutos. Este chá pode ser consumido após as refeições para apoiar a digestão. É notável também o efeito anti-inflamatório das sementes de coentro [s67]. Essa propriedade as torna especialmente valiosas no tratamento de várias doenças inflamatórias. Na aplicação tradicional, elas são utilizadas, por exemplo, em infecções do trato urinário, doenças respiratórias e problemas de pele [s65]. Pesquisas atuais mostram resultados promissores na área da regulação do metabolismo. As sementes de coentro podem reduzir os níveis de açúcar no sangue e melhorar a sensibilidade à insulina [s66]. Para pessoas com diabetes tipo 2, a ingestão regular de sementes de coentro pode, portanto, ser benéfica. Uma abordagem prática é a integração de sementes de coentro moídas na dieta diária, por exemplo, como tempero em curries ou como ingrediente em misturas para pão. A atenção especial também deve ser dada ao efeito positivo sobre o sistema cardiovascular. As sementes podem ajudar a reduzir níveis elevados de colesterol e possuem propriedades reguladoras da pressão arterial [s68]. Na culinária, as sementes de coentro podem ser

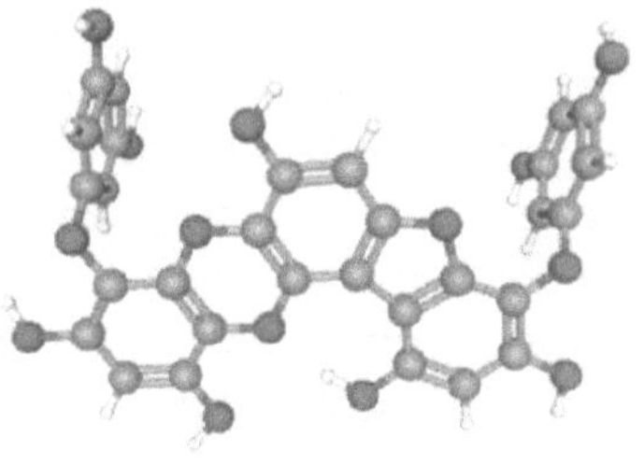

Polifenóis [i11]

utilizadas de diversas maneiras - desde o aprimoramento de pratos de carne e peixe até a aromatização de bebidas e sobremesas [s67]. Para as mulheres, as sementes de coentro são particularmente interessantes, pois são tradicionalmente utilizadas em casos de desconforto menstrual e podem promover a produção de leite em mães que amamentam [s68]. Um remédio caseiro tradicional é a combinação de sementes de coentro com erva-doce e cominho como um chá reconfortante. Para otimizar a utilização das propriedades curativas, o armazenamento e o processamento adequados são cruciais. As sementes devem ser armazenadas em local seco e protegido da luz. Para liberar todo o seu aroma, é melhor tostá-las levemente em uma frigideira sem gordura pouco antes do uso e, em seguida, triturá-las em um pilão. Estudos mais recentes também sugerem um possível potencial antitumoral das sementes de coentro [s68]. Embora esses resultados de pesquisa necessitem de mais investigações, eles ressaltam os diversos aspectos de saúde desta especiaria tradicional. O efeito calmante das sementes de coentro as torna um valioso remédio natural para a ansiedade e distúrbios do sono [s65]. Uma dica relaxante para a rotina noturna é a preparação de um chá de coentro e lavanda antes de dormir.

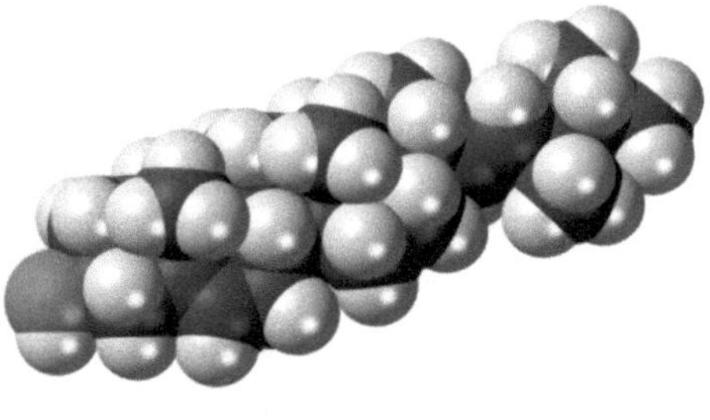

Esteróis [i12]

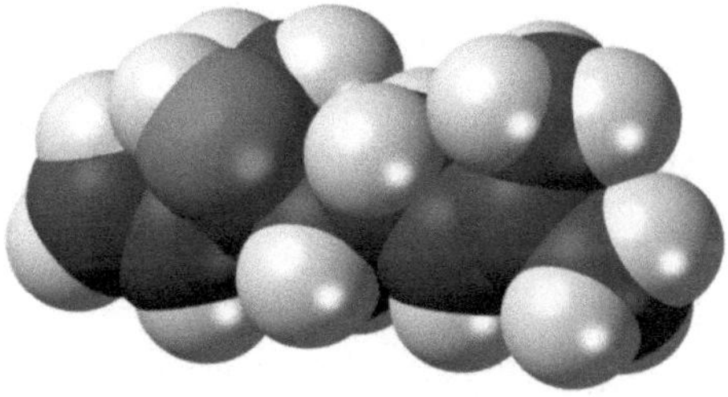

Linalol [i13]

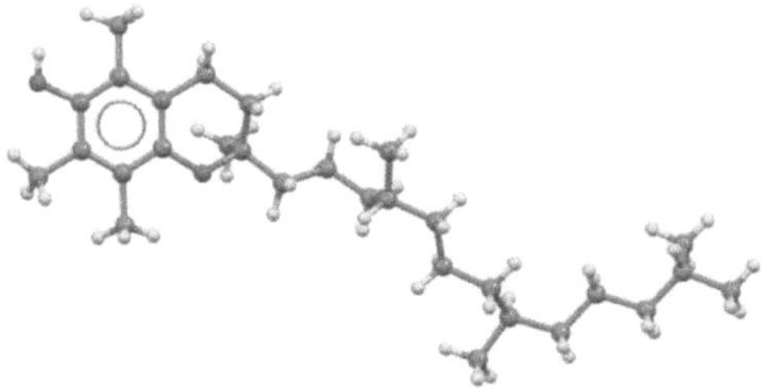

Tocóis [i14]

Glossário

Esterol
Substâncias vegetais que se assemelham estruturalmente ao colesterol e desempenham um papel importante na estabilidade da membrana celular.

Linalool
Um álcool terpênico de ocorrência natural, encontrado não apenas no coentro, mas também na lavanda e no manjericão. Possui uma nota floral e fresca e é utilizado na aromaterapia para relaxamento.

Polifenol
Substâncias vegetais secundárias com efeito antioxidante, que protegem as células das plantas e desempenham um papel importante como captadores de radicais livres na dieta humana.

Tocol
Um grupo de vitaminas lipossolúveis, que inclui várias formas de vitamina E. Elas protegem as membranas celulares contra danos oxidativos.

2. 2. 3. Cominho como especiaria básica

O cominho (Cuminum cyminum) é uma das especiarias básicas mais antigas e significativas da culinária e medicina ayurvédica [s69]. Como uma planta anual da família das umbelíferas, produz as características sementes aromáticas, que se destacam por seu aroma único - uma combinação de notas de nozes e pimenta [s69] [s70]. Na aplicação prática, a importância do cominho se revela especialmente na preparação de pratos básicos. Um exemplo clássico é a preparação tradicional de arroz: aqui, as sementes de cominho são primeiro tostadas em ghee ou óleo, até que liberem todo seu aroma, antes que o arroz seja adicionado [s71]. Esse processo, conhecido como "Tadka" ou "Chaunk", forma a base aromática de muitos pratos. É importante não torrar as sementes por muito tempo - assim que começarem a exalar aroma e a mudar ligeiramente de cor, atingiram o ponto ideal. A importância nutricional do cominho é notável. As sementes são ricas em nutrientes essenciais como ferro, zinco e cobre [s71]. Destaca-se especialmente o alto teor de ferro, que pode ajudar na prevenção da deficiência de ferro [s72]. As fibras, proteínas e gorduras saudáveis contidas no cominho fazem dele um componente valioso de uma dieta equilibrada [s72]. Na medicina ayurvédica, o cominho é especialmente valorizado por suas propriedades digestivas [s71]. Em refeições pesadas, a especiaria ajuda a apoiar a digestão e a prevenir desconfortos como inchaço. Uma dica prática da aplicação tradicional é a preparação de um chá digestivo: para isso, uma colher de chá de sementes de cominho levemente tostadas é mergulhada em água quente e deixada em infusão por cerca de 10 minutos. As propriedades antioxidantes do cominho baseiam-se em seus compostos fenólicos [s72]. Essas substâncias bioativas contribuem para os benefícios à saúde e apoiam os mecanismos de defesa do corpo. Na cozinha moderna, o cominho se estabeleceu como um ingrediente indispensável em misturas de especiarias [s70]. Ele confere uma profundidade e complexidade de sabor características a curries, sopas e ensopados. Para a conservação ideal, recomenda-se armazenar as sementes em um recipiente hermético em um local fresco e escuro. Para preservar o aroma, as sementes devem ser moídas apenas pouco antes do uso. Uma dica prática de cozinha: toste uma maior quantidade de sementes de cominho de uma só vez e armazene-as em um recipiente separado - assim, você terá o intenso aroma sempre à mão. Na cozinha moderna, o cominho é amplamente utilizado, desde pratos tradicionais até criações inovadoras de fusão. Um exemplo popular é o aprimoramento de hummus ou outros molhos, onde o cominho tostado e moído contribui tanto com sabor quanto com benefícios à saúde [s73].

2. 2. 4. Sementes de funcho e aplicação

Sementes de funcho, os frutos maduros do funcho (Foeniculum vulgare), estão entre as especiarias mais antigas conhecidas e se destacam por suas diversas possibilidades de aplicação na medicina e na culinária ayurvédica [s74]. Com seu perfil de sabor caracteristicamente doce, picante e levemente amargo [s74], além de sua nota anisada [s75], oferecem um espectro aromático único. Na tradição ayurvédica, as sementes de funcho ocupam uma posição especial, pois são consideradas uma erva tridoshica que pode harmonizar os três doshas [s76] [s74]. Esse efeito equilibrante torna-as uma ferramenta terapêutica valiosa na prevenção da saúde holística. É particularmente notável seu efeito positivo no sistema digestivo - elas fortalecem o fogo digestivo (agni) e aliviam várias queixas gastrointestinais, como inchaço e distúrbios digestivos [s74]. Um costume tradicional na cultura indiana, que pode ser facilmente integrado ao cotidiano moderno, é mastigar algumas sementes de funcho após as refeições [s76]. Essa prática não apenas apoia a digestão, mas também contribui para a saúde bucal e pode combater o mau hálito [s77]. Para uma implementação prática, recomenda-se carregar uma pequena caixa com sementes de funcho. O efeito terapêutico das sementes de funcho baseia-se em sua impressionante composição nutricional. Elas são ricas em vitaminas, minerais e antioxidantes [s74], que contribuem para a saúde geral. Suas propriedades diuréticas e antiespasmódicas [s76] fazem delas um remédio natural valioso. É especialmente interessante sua capacidade de aliviar congestões pulmonares [s76], o que as torna um suporte valioso em doenças respiratórias. Para mães que amamentam, as sementes de funcho são particularmente valiosas, pois podem promover a produção de leite [s76]. Uma dica prática é preparar um chá de funcho: para isso, um a dois colheres de chá de sementes levemente tostadas são cobertas com água fervente e deixadas em infusão por cerca de 10 minutos. Este chá pode ser consumido várias vezes ao dia. Na culinária, a versatilidade das sementes de funcho se destaca. Elas são excelentes para aprimorar sopas de feijão [s76], onde não apenas impressionam pelo sabor, mas também mostram suas propriedades digestivas de forma ideal. Uma dica prática para o preparo: as sementes devem ser levemente tostadas antes de serem utilizadas, para liberar todo o seu aroma. Pesquisas recentes indicam que as sementes de funcho também podem ajudar na redução de peso, estimulando o metabolismo e reduzindo a sensação de fome [s74]. Essa propriedade as torna um interessante auxílio natural dentro de uma dieta equilibrada. As propriedades antimicrobianas das sementes de funcho [s75] ampliam ainda mais seu espectro de aplicação. Na prática, podem ser utilizadas como conservantes naturais em misturas de especiarias caseiras. Para a melhor conservação, as sementes de funcho devem ser armazenadas em um recipiente hermético em um local fresco e escuro. Para preservar ao máximo seu efeito terapêutico e aroma, recomenda-se triturar ou moer as sementes apenas pouco antes de seu uso.

Glossário

antiespasmódico
Um efeito que relaxa contrações musculares involuntárias e alivia espasmos

diurético
Um efeito que promove a excreção de água e sais pelos rins

2. 2. 5. Pimenta preta como especiaria

A pimenta preta (Piper nigrum) não é apenas a especiaria mais utilizada no mundo [s78], mas também possui uma tradição milenar na medicina ayurvédica, que remonta a cerca de 6000 a.C. [s79]. Sua importância se reflete na sua considerável participação no comércio global de especiarias, onde, juntamente com a pimenta longa, representa cerca de 35% do volume de comércio [s79]. O sabor picante característico e o efeito terapêutico da pimenta preta baseiam-se principalmente no seu teor de piperina, que varia entre 3-9% [s79]. Este alcaloide bioativo não apenas confere à especiaria sua picância típica, mas também é responsável por seus diversos efeitos fisiológicos. Um aspecto fascinante é a capacidade da piperina de aumentar a biodisponibilidade de várias substâncias [s78]. Isso torna a pimenta preta um valioso acompanhante tanto na culinária quanto na medicina. Na aplicação prática, a importância da pimenta preta se destaca especialmente na preparação de alimentos. Uma dica de cozinha comprovada é moer a pimenta apenas pouco antes de servir, pois assim o aroma se revela melhor. A combinação com alimentos ricos em gordura é particularmente interessante, onde a pimenta não apenas encanta o paladar, mas também apoia a digestão. O efeito digestivo da pimenta preta baseia-se na sua capacidade de estimular a secreção de enzimas digestivas [s78]. Uma dica prática da tradição ayurvédica é usar uma pitada de pimenta preta moída na hora em água morna ou chá antes das refeições, para fortalecer o poder digestivo. As propriedades terapêuticas da pimenta preta são impressionantemente diversas. Além de seu efeito digestivo, ela apresenta propriedades antioxidantes, anti-inflamatórias e antimicrobianas [s78]. Na medicina ayurvédica, é tradicionalmente utilizada para tratar febres intermitentes e para promover a secreção biliar [s79]. A propriedade da pimenta preta de aumentar a biodisponibilidade de várias substâncias merece atenção especial [s79]. Isso a torna um valioso acompanhante para a absorção de nutrientes, mas também requer cautela ao tomar medicamentos simultaneamente, pois seu efeito pode ser potencializado [s78]. Para a melhor conservação, recomenda-se comprar pimenta preta em grãos inteiros e armazená-la em um recipiente hermético em um local fresco e escuro. Uma dica prática para a cozinha: invista em um moedor de pimenta de alta qualidade com ajuste de moagem, para obter a granulometria ideal conforme o prato. Pesquisas atuais também indicam efeitos positivos da pimenta preta no sistema nervoso e no metabolismo energético [s78]. Embora essas descobertas ainda necessitem de mais confirmação científica, elas ressaltam o potencial desta especiaria tradicional na saúde moderna. As propriedades termogênicas da piperina [s79] tornam a pimenta preta um ingrediente interessante para pessoas que desejam apoiar seu metabolismo de forma natural. Uma abordagem prática é integrar pimenta preta moída na dieta diária, por exemplo, como tempero para saladas ou pratos quentes.

Glossário

Alcaloide
Um grupo de compostos orgânicos nitrogenados de origem vegetal, que frequentemente têm um forte efeito fisiológico sobre o organismo humano.

Piperina
Um composto natural do grupo dos alcaloides, que além da pimenta, também ocorre em outras espécies de pimenta e ativa receptores especiais na língua que provocam a sensação típica de picância.

termogênico
Refere-se a substâncias ou processos que contribuem para a geração de calor no corpo e podem aumentar o metabolismo basal.

Resumo - 2. 2. Sementes e Frutos

- O cardamomo pertence à família das zingiberáceas e é utilizado desde 4000 a.C.
- A Guatemala se estabeleceu como um dos principais produtores de cardamomo, ao lado da Ásia.
- O cardamomo contém componentes bioativos como diindolilmetano e indol-3-carbinol, com propriedades anticâncer.
- As sementes de coentro contêm linalol como principal componente do óleo essencial.
- As sementes podem reduzir os níveis de açúcar no sangue e melhorar a sensibilidade à insulina.
- Estudos mais recentes indicam um potencial antitumoral das sementes de coentro.
- O cominho é tradicionalmente torrado em ghee no processo de "Tadka".
- Os compostos fenólicos no cominho são responsáveis pelo efeito antioxidante.
- As sementes de funcho atuam como uma erva tridoshica, harmonizando os três doshas.
- As propriedades diuréticas e antiespasmódicas fazem do funcho um remédio valioso.
- A pimenta-do-reino representa cerca de 35% do comércio global de especiarias.
- O teor de piperina de 3-9% é responsável pelos efeitos fisiológicos.
- A piperina aumenta a biodisponibilidade de várias substâncias no corpo.
- As propriedades termogênicas da piperina apoiam o metabolismo.

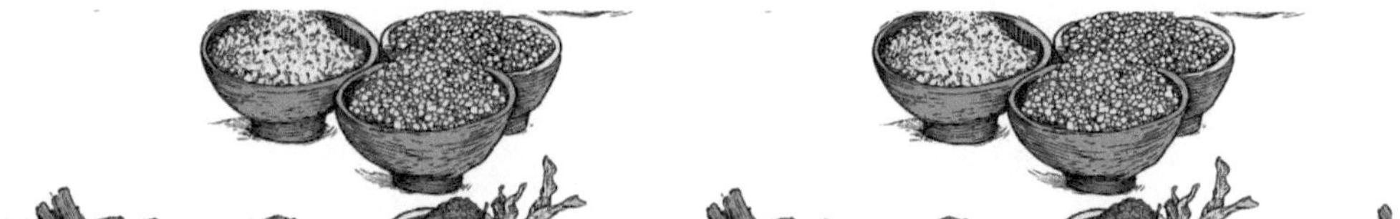

2. 3. 0. Cascas e Flores

Cascas e flores - o que torna essas partes das plantas especiarias tão especiais? Desde a preciosa casca de canela até os valiosos fios de açafrão, a natureza oferece uma surpreendente variedade de tesouros aromáticos. Mas quais processos bioquímicos conferem a elas suas características distintivas? Como elas exercem seu efeito terapêutico no corpo humano? A história dessas especiarias está intimamente ligada ao desenvolvimento de várias tradições de cura. Enquanto algumas, como a casca de canela e os cravos-da-índia, são valorizadas há milênios tanto como remédios quanto como temperos culinários, outras, como o açafrão, encontraram seu caminho na medicina moderna. Os capítulos seguintes iluminam as fascinantes propriedades dessas especiarias - desde sua composição química até aplicações tradicionais e descobertas científicas atuais. Um foco especial está em seu uso prático na cozinha e na medicina.

„Para um quilo (450 gramas) de açafrão, são necessárias as estigmas de cerca de 75.000 flores, que devem ser colhidas exclusivamente à mão.“

2. 3. 1. Casca de Canela e seu uso

A casca de canela, obtida da casca interna de árvores do gênero Cinnamomum, é uma das especiarias mais antigas e versáteis do mundo [s80]. Seu sabor caracteristicamente quente e doce e o aroma agradavelmente perfumado [s81] fazem dela um componente indispensável tanto na aplicação culinária quanto terapêutica. Na cozinha, a casca de canela tem diversas aplicações. Especialmente em produtos de panificação, sobremesas e bebidas, ela revela todo o seu potencial aromático [s81]. Para obter o melhor aroma, recomenda-se moer paus de canela inteiros pouco antes do uso. Ao preparar bebidas quentes como chai ou vinho quente, você pode também cozinhar os paus de canela diretamente e depois removê-los. A importância médica da casca de canela é impressionante e bem documentada cientificamente. Tradicionalmente, é utilizada para tratar distúrbios digestivos como cólicas, diarreia e flatulência [s82]. Em casos de leves desconfortos estomacais, você pode preparar um chá de canela, deixando um pau de canela em água quente por cerca de 10 minutos. No entanto, mulheres grávidas devem ter cautela, pois o chá de canela pode provocar contrações uterinas [s83]. Particularmente notáveis são os efeitos positivos sobre o metabolismo. Estudos científicos demonstram que a casca de canela melhora a sensibilidade à insulina e pode reduzir os níveis de açúcar no sangue em diabéticos [s80]. Para pessoas com diabetes tipo 2, a ingestão regular de uma pequena quantidade de canela (cerca de 1/4 a 1/2 colher de chá) nas refeições pode ser benéfica.

A composição química da casca de canela é complexa e contém compostos importantes como trans-Cinnamaldeído, Eugenol e Linalol [s80]. Esses compostos são responsáveis pelas diversas propriedades benéficas à saúde, incluindo efeitos antimicrobianos, antioxidantes e anti-inflamatórios [s80]. Para aproveitar essas propriedades, você pode integrar a canela, por exemplo, em seu mingau matinal ou em smoothies. Na medicina tradicional, Cinnamomi cortex é utilizado para melhorar a circulação sanguínea [s84]. Pesquisas mais recentes mostram resultados promissores no tratamento da síndrome prostática

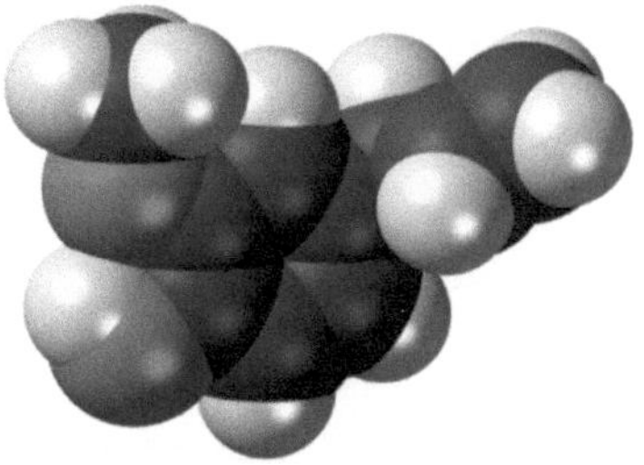

Eugenol [i15]

benigna, onde a casca de canela pode reduzir o tamanho da próstata [s84]. Essas descobertas abrem novas possibilidades terapêuticas. A indústria cosmética utiliza as propriedades antissépticas da casca de canela em enxaguantes bucais, pastas de dente, loções e sabonetes [s82]. Você também pode fazer um enxaguante bucal natural em casa, preparando um chá forte de canela e utilizando-o para bochechar após esfriar. Outro aspecto fascinante é o efeito hepato-protetor da casca de canela, que pode proteger o fígado de danos [s80]. Essa propriedade a torna um componente valioso de uma dieta saudável. Ao usar canela, é importante prestar atenção à qualidade e à origem. As diferentes variedades de canela variam em sabor e aroma [s81], sendo a canela do Ceilão (Cinnamomum zeylanicum) frequentemente considerada a mais alta qualidade. Para uso diário, recomenda-se armazená-la em um recipiente hermético em um local escuro e fresco, a fim de preservar o aroma. Quase todas as partes da árvore de canela têm uma aplicação médica ou culinária, desde as folhas até as flores e raízes [s80]. O óleo essencial obtido da casca é um componente importante em alimentos, licores, perfumes e medicamentos [s81].

Glossário

Cinnamomi cortex
Denominação em latim para a casca de canela seca, que é utilizada na farmácia e medicina como uma designação padronizada

Cinnamomum
Um gênero de plantas da família das Lauráceas, que inclui cerca de 250 espécies diferentes e é principalmente encontrado em regiões tropicais e subtropicais da Ásia

Eugenol
Um composto químico natural com aroma de cravo, que também é utilizado como anestésico local na odontologia

Linalol
Um álcool de ocorrência natural com aroma floral, que possui propriedades calmantes e relaxantes

trans-Cinnamaldeído
Um composto aromático orgânico que causa o característico cheiro de canela e compõe até 75% do óleo essencial de canela

2. 3. 2. Cravos-da-índia como especiaria medicinal

As flores secas dos cravos-da-índia estão entre as especiarias medicinais mais eficazes da medicina tradicional [s85]. Sua impressionante gama terapêutica torna-as um componente valioso na prevenção e tratamento holístico de várias queixas. Particularmente notável é o excepcionalmente alto teor de antioxidantien, que coloca os cravos-da-índia no topo de todas as especiarias e ervas estudadas [s86]. Este forte efeito antioxidante torna-os um meio eficaz na luta contra radicais livres e estresse oxidativo. Para se beneficiar dessas propriedades, você pode adicionar diariamente uma pequena quantidade de cravos-da-índia em pó ao seu smoothie ou granola. Uma pitada é suficiente para aproveitar os efeitos benéficos à saúde. As propriedades analgésicas e antissépticas dos cravos-da-índia [s85] fazem deles um remédio caseiro comprovado para dores de dente e inflamações na cavidade bucal. Você pode, por exemplo, preparar um chá concentrado de cravo e enxaguar a boca várias vezes ao dia. Para isso, despeje água fervente sobre 3-4 cravos inteiros e deixe em infusão por 10 minutos. Alternativamente, em caso de dor de dente aguda, um único cravo-da-índia pode ser colocado cuidadosamente na área afetada. Na medicina tradicional, os cravos-da-índia têm sido utilizados há séculos para tratar várias queixas [s87]. Seu efeito carminativo os torna um meio eficaz para problemas digestivos [s85]. Um chá digestivo reconfortante pode ser facilmente preparado: combine 2-3 cravos-da-índia com uma fatia de gengibre fresco e um pau de canela, despeje água quente sobre a mistura e deixe em infusão por 5-7 minutos. Os efeitos farmacológicos dos cravos-da-índia são diversos e bem documentados cientificamente [s87]. Suas propriedades anti-inflamatórias podem atuar de forma auxiliar em várias doenças. Para aproveitar ao máximo esse efeito, recomenda-se um uso regular, mas moderado, na cozinha diária. Os cravos-da-índia combinam, por exemplo, muito bem com vegetais de inverno, como repolho roxo, ou podem ser usados para temperar marinadas. Ao usar cravos-da-índia como remédio, é importante prestar atenção à qualidade e à dosagem. Cravos inteiros devem ser armazenados em local escuro, seco e hermeticamente fechado para preservar seus valiosos ingredientes. Para a maioria das aplicações, pequenas quantidades são suficientes, pois os cravos-da-índia são muito intensos. Ao preparar chás medicinais, não devem ser usados mais de 3-4 cravos por xícara. As diversas possibilidades de uso dos cravos-da-índia em vários sistemas de medicina tradicional [s86] atestam sua importância especial como especiaria medicinal. Desde a medicina ayurvédica até a medicina tradicional chinesa, eles são valorizados e utilizados em várias preparações de remédios. Essa experiência centenária é confirmada e ampliada por descobertas científicas modernas. Para um efeito ideal, os cravos-da-índia devem ser usados o mais frescos possível. Cravos inteiros podem ser triturados em um moedor de especiarias ou pilão, conforme necessário. Assim, os valiosos óleos essenciais e princípios ativos são preservados da melhor forma. Na cozinha, você também pode usar cravos-da-índia de forma criativa, por exemplo, em chutneys picantes ou molhos, para combinar suas propriedades benéficas à saúde com prazer culinário.

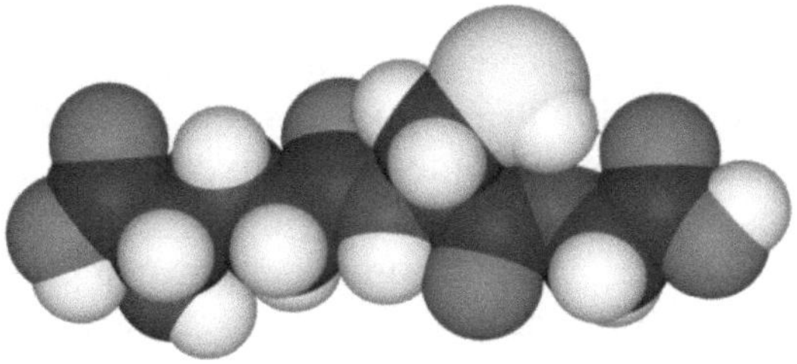

Antioxidantes [i16]

Glossário

antisséptico
Propriedade que inibe ou mata o crescimento e a multiplicação de microrganismos, como bactérias e fungos.

farmacológico
Refere-se à ciência do efeito de substâncias sobre organismos vivos, especialmente como são absorvidas, processadas e excretadas pelo corpo.

2. 3. 3. Flor de noz-moscada e suas propriedades

A flor de noz-moscada, uma especiaria fascinante da região das Molucas na Indonésia, não é realmente uma flor do ponto de vista botânico, mas sim o envoltório seco da semente (Arillus) da noz-moscada [s88]. Esta casca carnuda e vermelha envolve o núcleo da noz-moscada e se transforma em uma estrutura quebradiça de cor amarelo-parda ao secar [s89]. A árvore da noz-moscada, uma árvore perene que pode atingir até 10 metros de altura, produz grandes frutos ovais que nos oferecem duas especiarias valiosas [s90]. As flores da árvore apresentam uma distribuição sexual interessante - são geralmente unissexuais e dióicas, com as flores femininas sendo unicarpeladas e uniovuladas, enquanto as masculinas consistem em 2-60 anteras fundidas [s89]. O período principal de colheita se estende de junho a agosto [s91]. A composição química da flor de noz-moscada é impressionantemente diversa. Ela contém importantes compostos bioativos como vitaminas, carotenoides, terpenoides, alcaloides, flavonoides e fenóis [s92]. Esses componentes conferem à flor de noz-moscada suas características propriedades terapêuticas. Para aproveitar ao máximo esses valiosos ingredientes, você deve armazenar a flor de noz-moscada sempre em um local escuro e hermeticamente fechado. O perfil de sabor da flor de noz-moscada difere significativamente do da noz-moscada - é mais suave e floral [s88]. O sabor é descrito como picante e ligeiramente amargo, com uma nota quente, noz e um leve toque doce [s91] [s93]. Para a melhor liberação de aroma, recomenda-se moer ou ralar a flor de noz-moscada apenas pouco antes de usá-la. Na tradição ayurvédica, a flor de noz-moscada é atribuída a uma ação equilibrante sobre os doshas Vata e Kapha, embora o consumo excessivo deva ser observado, pois pode intensificar o dosha Pitta [s93]. Para uma aplicação ayurvédica equilibrada, recomenda-se uma dosagem moderada de no máximo uma ponta de faca por porção. As propriedades terapêuticas da flor de noz-moscada são diversas e documentadas cientificamente. Ela atua como antimicrobiana, antioxidante, antifúngica, antiespasmódica e protetora do fígado [s92]. Em casos de enjoo de viagem, mastigar ou chupar pequenas quantidades de flor de noz-moscada pode proporcionar alívio [s90]. Também pode ser útil em distúrbios digestivos, especialmente em casos de flatulência. Na aplicação prática, a flor de noz-moscada pode ser utilizada de várias maneiras. Para um chá digestivo, você pode despejar uma ponta de faca de flor de noz-moscada moída em água quente e deixar em infusão por 5-7 minutos. Na cozinha, combina especialmente bem com pratos salgados, molhos e sopas. A regra é: menos é mais, pois o aroma intenso já se destaca em pequenas quantidades. A indústria de perfumes valoriza a flor de noz-moscada por sua nota de fragrância característica [s90]. Você também pode preparar um banho aromático relaxante, adicionando algumas gotas de óleo de flor de noz-moscada à água do banho. Isso pode contribuir especialmente para o relaxamento à noite. Para garantir a qualidade ideal, ao comprar, preste atenção à aparência - a flor de noz-moscada fresca e de alta qualidade deve apresentar um leve brilho devido ao seu teor natural de óleo [s88]. Armazene a especiaria em um recipiente hermético em um local fresco e escuro para proteger os valiosos ingredientes.

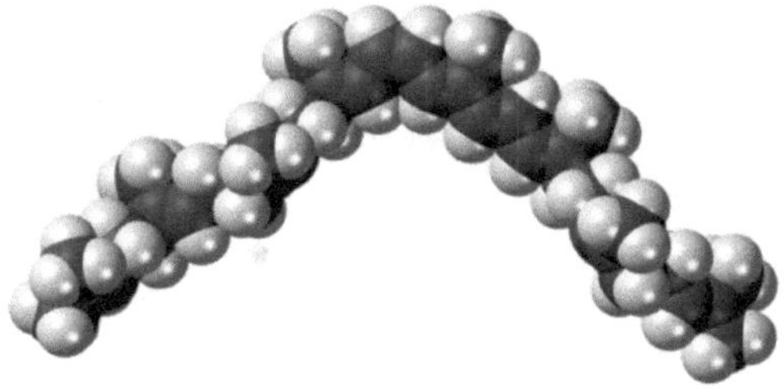

Carotenoides [i17]

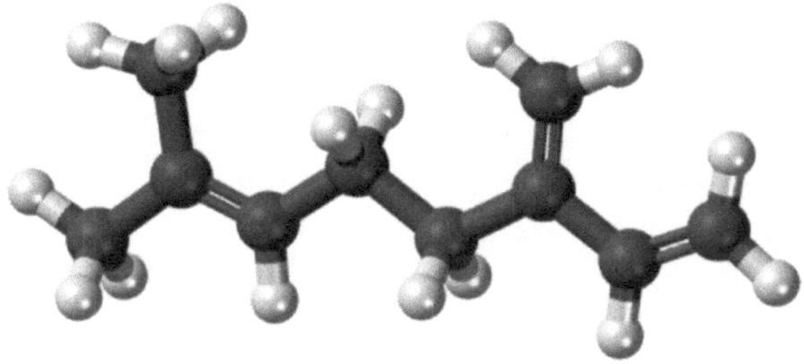

Terpenoides [i18]

Glossário

Anthere

Sacos de pólen de uma flor, onde as células sexuais masculinas (pólen) são formadas. Eles estão localizados na extremidade dos estames.

Arillus

Um envoltório carnudo da semente que envolve as sementes em algumas plantas. Ele se desenvolve após a fertilização a partir do cordão umbilical e muitas vezes serve para a dispersão por animais.

Carotinoid

Corantes naturais responsáveis por colorações amarelas a vermelhas e que atuam como antioxidantes. Eles são solúveis em gordura e resistentes ao calor.

Terpenoid

Substâncias vegetais naturais responsáveis pelo aroma e sabor, frequentemente apresentando propriedades antibacterianas e anti-inflamatórias.

unicarpellat

Descreve uma flor que possui apenas um único carpelo, o que representa uma particularidade evolutiva em plantas.

uniovulat

Refere-se a ovários que contêm apenas uma única semente, o que é típico de certas famílias de plantas.

2. 3. 4. Açafrão como especiaria preciosa

O açafrão, obtido a partir dos estigmas das flores do Crocus sativus, é considerado a especiaria mais preciosa e cara do mundo [s94]. Sua exclusividade deve-se ao complexo processo de extração - para um único pound (cerca de 450 gramas) de açafrão, são necessários os estigmas de aproximadamente 75.000 flores, que podem ser colhidas exclusivamente à mão [s94]. A história do cultivo do açafrão remonta a tempos antigos, com áreas de cultivo tradicionais na Ásia Menor e na Espanha [s95]. Os característicos estigmas vermelho-alaranjados contêm valiosos componentes como óleos essenciais, com o principal ingrediente Picrocrocin, além do corante Crocin [s94]. Esses componentes conferem ao açafrão não apenas seu intenso poder de coloração, mas também seu aroma inconfundível. Na culinária, o açafrão tem uma ampla variedade de usos, especialmente na cozinha mediterrânea e asiática. Sua capacidade de conferir uma cor amarela vibrante aos pratos torna-o um ingrediente indispensável em receitas clássicas como paella, bouillabaisse e várias variações de curry [s95]. Para uma melhor liberação do aroma, recomenda-se que os fios de açafrão sejam embebidos em um pouco de água morna ou caldo antes do uso. Apenas alguns fios são suficientes para dar a um prato a coloração característica e o aroma típico. A importância médica histórica do açafrão é notável. Na medicina tradicional, foi utilizado como antídoto em casos de envenenamento, para promover a digestão e como afrodisíaco [s95]. A coloração amarela da especiaria levou, na antiga teoria das assinaturas, à crença de que o açafrão poderia ser útil no tratamento da icterícia [s95]. Para o armazenamento do açafrão, é necessário um cuidado especial para preservar suas valiosas propriedades. O armazenamento deve ser feito em um recipiente hermético e protegido da luz. Ao dosar, deve-se ter cautela - muito açafrão pode tornar o sabor de um prato amargo e desagradável. Como regra geral, para quatro porções de um prato de arroz, 8-10 fios de açafrão são suficientes. Ao comprar açafrão, é preciso ter atenção especial, pois devido ao alto preço, frequentemente há falsificações em circulação. O verdadeiro açafrão deve apresentar uma coloração vermelho-alaranjada intensa e exalar um aroma caracteristicamente picante e levemente amargo. Os fios devem ser espessos em uma extremidade e abertos em forma de trompete na outra. A pesquisa moderna confirma muitas das aplicações tradicionais, embora o açafrão hoje seja raramente utilizado terapeuticamente na medicina [s95]. Seu uso se limita principalmente ao nível culinário, onde continua a ser considerado o rei das especiarias, conferindo um toque requintado a pratos especiais. Para a preparação de um risoto tradicional de açafrão, recomenda-se o seguinte procedimento: os fios de açafrão são embebidos em um pouco de vinho branco morno ou caldo, enquanto o risoto é preparado da maneira clássica. O líquido de açafrão é adicionado apenas no final do tempo de cozimento, para preservar o aroma completo e desenvolver a coloração dourada característica.

2. 3. 5. Anis estrelado e seu efeito

O anis estrelado, com sua característica forma de estrela de oito pontas, é uma fruta fascinante que vem de uma árvore tropical da Ásia [s96]. Sua impressionante combinação de propriedades terapêuticas e versatilidade culinária o torna uma especiaria valiosa na medicina tradicional e na cozinha moderna.

A composição química do anis estrelado é particularmente notável. As frutas são ricas em óleos essenciais, bem como em terpenoid e compostos fenólicos, conhecidos por suas propriedades antissépticas [s97]. Esses componentes conferem ao anis estrelado suas diversas ações terapêuticas. Para preservar os valiosos óleos essenciais, o anis estrelado deve ser sempre armazenado em um recipiente hermético em um local fresco e escuro. Destaca-se a ação digestiva do anis estrelado. Ele possui propriedades karminative e espasmolíticas, que podem aliviar desconfortos digestivos [s96] [s97].

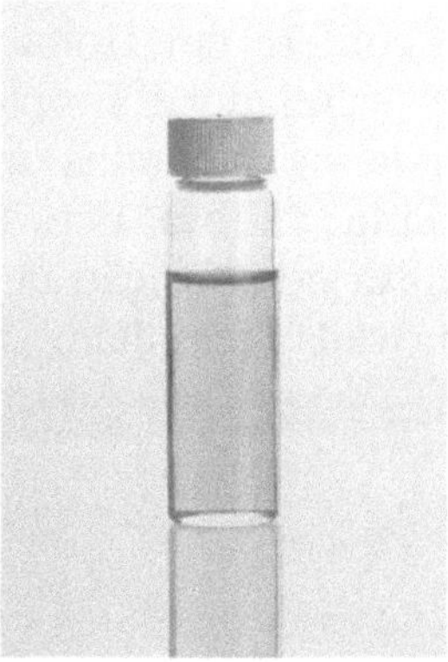

óleos essenciais [i19]

Em casos de flatulência ou sensação de estômago cheio, você pode preparar um chá reconfortante: despeje água fervente sobre um anis estrelado e deixe em infusão por 10 minutos. Este chá pode ser consumido após as refeições para apoiar a digestão. Outro aspecto fascinante do anis estrelado é sua ação antiviral. Estudos científicos demonstraram que ele contém um composto químico utilizado no desenvolvimento de medicamentos antivirais [s98]. Os efeitos antivirais mais fortes foram observados em óleos ricos em certos compostos químicos - uma característica que também se aplica ao anis estrelado [s98]. Essas descobertas fazem dele uma alternativa natural promissora na terapia antiviral. Em casos de desconfortos reumáticos, o óleo de anis estrelado pode proporcionar alívio [s99]. Você pode, por exemplo, realizar uma massagem com óleo de anis estrelado diluído para tratar articulações doloridas. É importante sempre diluir o óleo com um óleo carreador adequado e testá-lo primeiro em uma pequena área da pele. As propriedades antissépticas do anis estrelado também o tornam um meio natural eficaz contra o mau hálito [s99]. Você pode beber um chá de anis estrelado após as refeições ou gargarejar com chá de anis estrelado resfriado para garantir um hálito fresco. No entanto, deve-se ter cautela ao usar anis estrelado, especialmente em crianças menores de 6 anos. O uso nesta faixa etária deve ser feito apenas sob supervisão profissional, pois pode haver efeitos colaterais devido a possíveis contaminações com uma variante tóxica [s97]. Portanto, preste atenção especial à qualidade ao comprar e adquira anis estrelado apenas de fontes confiáveis. Para uso culinário, o anis estrelado é excelente em pratos asiáticos, sopas e marinadas. Uma dica tradicional: adicione um anis estrelado inteiro durante o cozimento do arroz - isso confere um aroma sutil e agradavelmente picante. Após o cozimento, o anis estrelado é simplesmente removido. As diversas aplicações do anis estrelado na medicina tradicional e na cozinha moderna fazem dele uma especiaria valiosa que combina vantagens terapêuticas e culinárias. Sua complexa composição de princípios ativos e as propriedades cientificamente comprovadas ressaltam sua importância como especiaria medicinal.

Glossário

espasmolítica

Descreve o efeito antiespasmódico de remédios sobre a musculatura lisa, especialmente no trato gastrointestinal

Resumo - 2. 3. Cascas e Flores

- A casca de canela contém os princípios ativos trans-cinnamaldeído, eugenol e linalol, que são responsáveis por efeitos antimicrobianos e antioxidantes.
- A casca de canela pode melhorar a sensibilidade à insulina e reduzir os níveis de açúcar no sangue em diabéticos.
- A casca de canela apresenta efeito hepatoprotetor para proteger o fígado.
- Os cravos-da-índia possuem o maior teor de antioxidantes entre todas as especiarias e ervas estudadas.
- As flores da árvore da noz-moscada são unissexuais e dicóicas, com flores femininas unicarpelares e uniovuladas.
- A flor da noz-moscada contém compostos bioativos como carotenoides, terpenoides, alcaloides e flavonoides.
- Para um quilo de açafrão, são necessárias as estigmas de cerca de 75.000 flores.
- O açafrão contém o pigmento crocina e o composto aromático picrocrocina.
- Historicamente, o açafrão foi utilizado como antídoto em casos de envenenamento.
- O anis estrelado possui propriedades carminativas e espasmolíticas.
- Os efeitos antivirais do anis estrelado são utilizados no desenvolvimento de medicamentos.

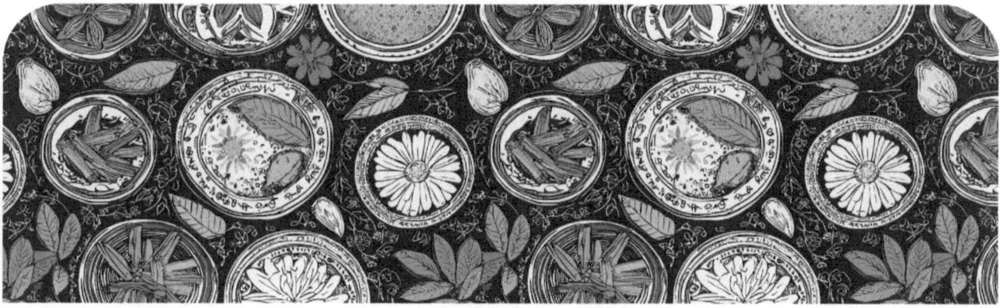

Revisão - 2. Especiarias Individuais e suas Propriedades

- O gengibre contém gingeróis bioativos, que podem melhorar os níveis de açúcar no sangue em diabéticos tipo 2.
A combinação de gengibre com cúrcuma potencializa o efeito anti-inflamatório de ambas as especiarias.
A cúrcuma pode aumentar a biodisponibilidade em até 2000% quando combinada com pimenta-do-reino.
O galanga produz óleos essenciais com 1,8-cineol como importante princípio ativo.
A raiz de alcaçuz contém glicirrizina, que é 50 vezes mais doce que o açúcar.
O rábano é conhecido no Ayurveda como Vajramula (raiz do raio) e estimula o fogo digestivo Agni.
O cardamomo representa cerca de 35% do comércio global de especiarias.
A biodisponibilidade da cúrcuma é significativamente aumentada pela combinação com pimenta-do-reino.
As sementes de funcho atuam como uma erva tridoshica, equilibrando os três doshas.
A pimenta-do-reino contém 3-9% do alcaloide bioativo piperina.
A casca de canela contém trans-cinamaldeído, eugenol e linalol como principais compostos ativos.
Os cravos-da-índia têm o maior teor de antioxidantes entre todas as especiarias.
A flor da noz-moscada é botanicamente um arilo (casca da semente) da noz-moscada.
Para um pound de açafrão, são necessárias as estigmas de 75.000 flores.
O anis-estrelado contém compostos antivirais que são utilizados no desenvolvimento de medicamentos.
O fascinante mundo das especiarias individuais forma a base para a ainda mais empolgante arte das misturas de especiarias, que exploraremos no próximo capítulo.

3. 0. 0. Misturas de Especiarias e Aplicações

A arte das misturas de especiarias e sua aplicação direcionada tem sido, há milênios, o cerne da culinária ayurvédica. Mas o que caracteriza uma combinação harmoniosa de especiarias? Como diferentes métodos de preparo influenciam a eficácia das especiarias? E qual é o papel do momento certo da adição para a experiência final de sabor? A tradicional ciência das especiarias ayurvédica desenvolveu, ao longo das gerações, um sistema complexo que vai muito além do simples tempero. Não são apenas os aspectos gustativos que são considerados, mas também as propriedades energéticas das especiarias e seu efeito sobre o corpo e a mente. Desde misturas básicas clássicas até fusões internacionais e diretrizes precisas de dosagem - o espectro de possibilidades de aplicação é enorme. Os capítulos a seguir iluminam tanto tradições consagradas quanto interpretações modernas da ciência das especiarias ayurvédica e mostram como esse antigo conhecimento pode ser integrado de forma proveitosa na culinária contemporânea.

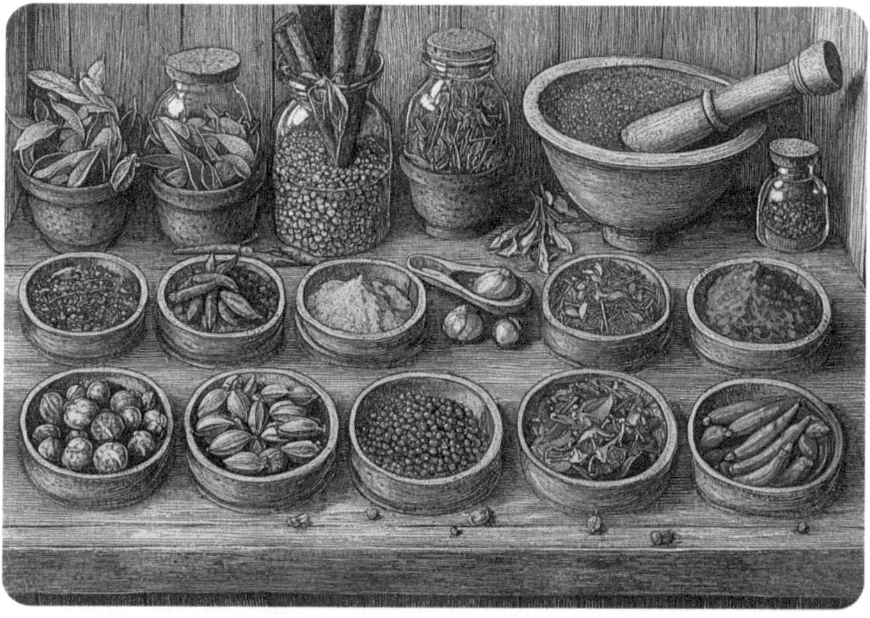

3. 1. 0. Misturas Clássicas

A arte das misturas de especiarias é um dos aspectos mais fascinantes da culinária. Como se desenvolveram ao longo dos séculos as combinações clássicas que hoje são consideradas padrão em muitas cozinhas? Quais influências culturais moldaram as misturas tradicionais que hoje consideramos naturais? Desde a mistura etíope Berbere até o Garam Masala indiano - cada cultura desenvolveu suas próprias interpretações, que não apenas moldam o sabor dos pratos, mas muitas vezes também apresentam efeitos terapêuticos. A questão sobre a composição e dosagem ideais ocupa tanto cozinheiros amadores quanto profissionais: como encontrar o equilíbrio perfeito entre as especiarias? Quais princípios fundamentais devem ser considerados ao combinar diferentes aromas? As misturas clássicas de especiarias formam a base da culinária ayurvédica e abrem um caminho emocionante para experiências de sabor autênticas. Sua aplicação direcionada transforma ingredientes simples em pratos extraordinários e convida a descobrir a diversidade das combinações tradicionais de especiarias.

„A tradição das misturas de especiarias básicas remonta à Idade Média e se estabeleceu ao longo dos séculos como um componente fundamental de várias culturas culinárias."

3. 1. 1. Misturas Básicas de Especiarias

A tradição das misturas básicas de especiarias remonta à Idade Média e se estabeleceu ao longo dos séculos como um componente fundamental de várias culturas culinárias [s100]. Essas combinações preparadas não apenas simplificam o processo de cozimento, mas também garantem um desenvolvimento equilibrado dos sabores nos pratos. Historicamente, especiarias como gengibre, pimenta, canela, cravo, noz-moscada e sal formaram a base de muitas misturas tradicionais [s100]. Esses ingredientes básicos ainda podem ser encontrados em inúmeras variações, com cada cultura imprimindo seus próprios toques. Uma dica prática para cozinheiros amadores: comece com pequenas quantidades desses ingredientes básicos e experimente as proporções até encontrar sua combinação favorita. Na culinária etíope, por exemplo, Berbere desempenha um papel central como uma mistura de especiarias essencial. Este característico pó vermelho é um componente indispensável de qualquer prato Wot [s101]. Além disso, existe Mitmita, uma variante mais picante que se destaca por sua menor complexidade e é composta principalmente de pimentas vermelhas moídas. Para o toque final nos pratos etíopes, frequentemente se utiliza Mekelesha, uma combinação refinada de cardamomo, canela, pimenta-do-reino, cominho, gengibre e cravo [s101]. Outra mistura básica de especiarias popular, especialmente adequada para pratos doces, é composta por canela em pó, gengibre, pimenta-da-jamaica, cravo, noz-moscada e, opcionalmente, cardamomo e/ou coentro [s102]. Esta combinação versátil não apenas confere um toque especial a biscoitos clássicos, mas também enriquece pratos do dia a dia, como mingau ou panquecas. Para preservar todo o poder aromático, a mistura deve ser armazenada em um recipiente hermético e consumida dentro de um a dois anos [s102]. Para a produção de suas próprias misturas de especiarias, é aconselhável começar com pequenas quantidades e prepará-las regularmente frescas. Isso garante uma intensidade aromática ideal e permite ajustar a composição de acordo com preferências pessoais. Um presente criativo para entusiastas da culinária: coloque misturas de especiarias feitas por você em frascos decorativos e inclua uma receita adequada [s102]. A arte das misturas de especiarias não reside apenas na combinação correta dos componentes, mas também na dosagem equilibrada. Experimente inicialmente combinações clássicas e desenvolva suas próprias criações a partir delas. Lembre-se: menos é muitas vezes mais, e especiarias individuais devem se complementar harmoniosamente, sem se sobrepor. Para iniciantes, recomenda-se manter um diário de especiarias, onde combinações bem-sucedidas e seu uso sejam documentados. Isso não apenas ajuda no desenvolvimento de suas habilidades com especiarias, mas também possibilita a reprodução de misturas bem-sucedidas. Esteja atento aos diferentes prazos de validade dos componentes e armazene suas criações sempre em local fresco, seco e protegido da luz. O uso de misturas básicas de especiarias permite que cozinheiros menos experientes criem experiências de sabor autênticas e reproduzam pratos tradicionais de várias culturas. É importante entender que essas misturas não são apenas transportadoras de sabor, mas muitas vezes também possuem significado cultural e histórico.

Glossário

Berbere
Uma mistura de especiarias tradicional da África Oriental, que pode consistir em até 20 especiarias diferentes e é caracterizada pela sua cor vermelha vibrante proveniente de pimentas

Mekelesha
Uma mistura de especiarias etíope escura, que tradicionalmente é adicionada no final do processo de cozimento e confere um leve sabor adocicado

Mitmita
Uma mistura de especiarias etíope muito picante, que tradicionalmente também é usada como tempero de mesa e frequentemente misturada com sal

Wot
Um ensopado etíope tradicional, considerado o prato nacional e preparado em várias variações

3. 1. 2. Misturas de especiarias para legumes

Na culinária ayurvédica, as misturas de especiarias para legumes desempenham um papel central, pois não apenas refinam o sabor, mas também aumentam a digestibilidade dos pratos [s103]. A combinação habilidosa de várias especiarias permite transformar até mesmo pratos simples de legumes em experiências culinárias extraordinárias. Uma base clássica é a combinação de cebolas, gengibre e alho, que é aprimorada com especiarias em pó como pimenta, cominho e feno-grego [s104]. Essa base é excelente para várias preparações de legumes, sendo especialmente adequada para combinar diferentes tipos de legumes, pois eles absorvem os aromas picantes de maneira distinta, mantendo sua doçura natural [s103]. Para a preparação de legumes assados, uma mistura de especiarias específica tem se mostrado eficaz [s105]. Recomenda-se aquecer suavemente as especiarias em uma frigideira seca antes de assar, para ativar seus óleos essenciais. Uma dica prática para a cozinha: prepare uma quantidade maior dessa mistura de especiarias para assar e armazene-a em um recipiente hermético - assim, você a terá sempre à mão para pratos de legumes espontâneos. Garam Masala, uma mistura de especiarias indiana tradicional, confere profundidade e complexidade aos pratos de legumes [s106]. Essa mistura pode ser utilizada de várias maneiras e pode ser adicionada tanto durante o processo de cozimento quanto para o tempero final. Para alcançar a melhor liberação de sabor, o Garam Masala deve ser adicionado idealmente no final do tempo de cozimento. Um prato especialmente aromático é criado pela combinação da mistura de especiarias com leite de coco e tomates como molho [s104]. Essa base pode ser maravilhosamente variada, adicionando diferentes tipos de legumes sazonais. A adição de lentilhas vermelhas partidas confere ao prato uma consistência cremosa e aumenta o teor de proteínas. Para o toque final em pratos de legumes, uma guarnição de coentro fresco, um toque de suco de limão e sementes de Nigella [s104] é ideal. Essa combinação traz frescor e textura adicional ao prato. Como acompanhamento, arroz ou pão sírio tradicional são ótimas opções, pois absorvem perfeitamente os sabores picantes. Ao compor suas próprias misturas de especiarias para legumes, é importante encontrar o equilíbrio entre os diferentes componentes. Comece com pequenas quantidades e documente suas combinações bem-sucedidas. Lembre-se de que diferentes tipos de legumes devem ser temperados de maneira diferente - enquanto, por exemplo, legumes de raiz suportam temperos mais fortes, legumes delicados como abobrinha requerem uma dosagem mais sutil. A tradição ayurvédica nos ensina que as misturas de especiarias devem considerar não apenas aspectos de sabor, mas também de saúde. Certas combinações de especiarias podem melhorar a digestibilidade dos legumes e aumentar seu valor nutricional. Experimente diferentes combinações e preste atenção à sua tolerância individual e preferências de sabor.

Glossário

Feno-grego
Uma especiaria da família das leguminosas com sabor amargo e picante, que é utilizada na forma seca como sementes ou em pó. Especialmente importante na culinária indiana.

Garam Masala
Uma mistura tradicional de especiarias do norte da Índia, que tipicamente consiste em cardamomo, canela, cravo, pimenta-do-reino, coentro e cominho. O nome significa literalmente 'mistura quente'.

Nigella
Também conhecida como cominho preto, pequenas sementes pretas com um sabor de nozes e cebola, que são especialmente utilizadas na culinária indiana e oriental.

3. 1. 3. Misturas de especiarias para grãos

A tradição ayurvédica conhece uma variedade de misturas de especiarias específicas para grãos, que não apenas refinam o sabor, mas também promovem a digestibilidade e equilibram os doshas [s107]. Essas combinações são frequentemente o resultado de séculos de experiência e foram desenvolvidas especificamente para apoiar as propriedades nutricionais dos grãos. Um papel especialmente significativo é desempenhado pela mistura de especiarias para Kitchari, um prato ayurvédico tradicional feito de arroz e feijão mungo [s108]. A combinação clássica inclui gengibre, coentro, cominho, sementes de mostarda, cúrcuma e asafoetida [s109]. Para o preparo, recomenda-se primeiro refogar as especiarias em um pouco de ghee para ativar seus óleos essenciais. Isso não apenas intensifica o sabor, mas também aumenta seu efeito terapêutico. Para grãos sem glúten, como Jowar (sorgo), uma mistura de especiarias especial tem se mostrado eficaz, contendo ghee, Hing (asafoetida), cominho, funcho, pimenta-do-reino, pó de coentro e garam_masala [s107]. Essa combinação é especialmente equilibrada, pois considera os três doshas: ghee, gengibre e Garam Masala harmonizam Kapha; ghee e funcho equilibram Pitta; enquanto ghee, gengibre, Garam Masala e um toque de suco de limão equilibram Vata. Ao preparar pratos de grãos no inverno, a tradição ayurvédica recomenda uma mistura de especiarias aquecedora, que apoia especialmente o dosha Kapha [s110]. Na prática, isso significa: use uma combinação de cominho, gengibre, asafoetida, pimentas dosadas de acordo com o dosha e cúrcuma [s111]. Essa mistura não apenas apoia a digestão, mas também aquece internamente. Para a prática diária, é eficaz preparar maiores quantidades das misturas básicas e armazená-las em recipientes herméticos. Uma dica prática: rotule os recipientes com a data de fabricação e as especiarias contidas. As misturas devem ser consumidas dentro de dois a três meses para garantir a máxima potência aromática. A dosagem das misturas de especiarias deve ser ajustada de acordo com o tipo de grão utilizado. Enquanto variedades robustas como Jowar suportam temperos mais fortes, grãos mais delicados como arroz basmati requerem uma dosagem mais sutil. Como regra geral, comece com uma colher de chá de mistura de especiarias por xícara de grão e ajuste a quantidade a gosto. Particularmente na preparação de Kitchari, a mistura de especiarias correta é crucial para o efeito terapêutico [s112]. A receita tradicional prevê que as especiarias sejam primeiro refogadas em ghee antes que o arroz e o feijão mungo sejam adicionados. Isso não apenas cria uma base de sabor harmoniosa, mas também torna o prato especialmente digestível. Para pessoas com constituição Vata, recomenda-se uma adaptação especial da mistura de especiarias [s110]. Aqui, especiarias aquecedoras como gengibre e cominho devem dominar, complementadas por uma quantidade generosa de ghee. A combinação com grãos integrais cozidos proporciona uma base adicional e equilíbrio. Um aspecto importante ao usar misturas de especiarias para grãos é a preparação atenta [s108]. Reserve um tempo para medir e refogar as especiarias cuidadosamente. Essa abordagem consciente não apenas contribui para um melhor resultado de sabor, mas transforma o preparo da comida em um processo meditativo.

Glossário

Hing
O nome indiano para Asafoetida. A especiaria de cheiro forte é obtida da resina do funcho gigante e é conhecida por suas propriedades digestivas.

Jowar
Uma antiga variedade de milheto da Índia, especialmente rica em proteínas e minerais. Tradicionalmente cultivada em regiões secas e considerada muito resistente.

Kitchari
Um prato básico ayurvédico, utilizado como alimento curativo e para a limpeza do corpo. Forma a base de muitos tratamentos ayurvédicos e é também chamado de 'jejum curativo'.

3. 1. 4. Misturas de especiarias para leguminosas

Na culinária ayurvédica, as misturas de especiarias para leguminosas ocupam um lugar especial, pois não apenas convencem pelo sabor, mas também melhoram significativamente a digestibilidade desses alimentos ricos em proteínas [s113]. A preparação tradicional segue regras precisas que foram transmitidas por gerações. Uma função central é desempenhada pela técnica de Baghaar ou chaunk, onde as especiarias são fritas em óleo quente ou, idealmente, em ghee [s114]. Este método não apenas otimiza os óleos essenciais, mas também confere aos pratos uma nota característica de nozes. Para a mistura básica, tipicamente cebolas e alho são fritos em Ghee até ficarem dourados, antes de adicionar açafrão e cominho [s113]. Na implementação prática, a ordem de adição das especiarias é crucial: primeiro, as especiarias inteiras, como sementes de cominho, são tostadas no Ghee quente até que liberem seu aroma e exalem um leve perfume. Somente então seguem as especiarias em pó, que suportam menos calor. Uma dica prática: prepare as especiarias em uma panela separada enquanto as leguminosas cozinham. Assim, você pode controlar melhor o momento ideal para a junção. A preparação básica das leguminosas começa com a lavagem cuidadosa das frutas. Em seguida, elas são cozidas com água suficiente, uma pitada de açafrão e sal [s114]. A mistura de especiarias é adicionada apenas no final do tempo de cozimento, para preservar ao máximo os sabores. É especialmente importante usar especiarias que promovam a digestão, reduzindo o efeito de inchaço natural das leguminosas [s114]. Um aspecto prático que muitas vezes é negligenciado: a consistência das leguminosas cozidas influencia significativamente a absorção das especiarias. Quando as leguminosas são cozidas até uma consistência cremosa, elas absorvem as especiarias de forma mais intensa do que em um cozimento mais firme. Experimente diferentes métodos de cozimento para encontrar a textura que você prefere. A tradição ayurvédica recomenda adaptar as misturas de especiarias à estação do ano e às necessidades individuais. No inverno, especiarias aquecedoras como pimenta-do-reino e gengibre podem ser usadas em maior quantidade, enquanto nos meses de verão, especiarias refrescantes como coentro e cominho devem dominar. Para armazenamento, é aconselhável preparar maiores quantidades da mistura básica. Armazene-a em um recipiente hermético e escuro, rotulando-o com a data e o conteúdo. A durabilidade ideal é de cerca de dois a três meses, após os quais o poder aromático diminui gradualmente. Um foco especial está na oferta equilibrada de proteínas através das leguminosas [s113]. A mistura de especiarias correta não apenas apoia a digestão, mas também torna as proteínas mais disponíveis para o corpo. Combine diferentes leguminosas com várias misturas de especiarias para garantir uma nutrição ideal. A arte das misturas de especiarias para leguminosas reside no equilíbrio entre sabor, digestibilidade e benefícios à saúde. Experimente as receitas básicas tradicionais e desenvolva suas variações pessoais, que sejam otimizadas para suas necessidades.

Resumo - 3. 1. Misturas Clássicas

- A tradição das misturas de especiarias básicas remonta à Idade Média e baseava-se em gengibre, pimenta, canela, cravo, noz-moscada e sal.
- Berbere é uma mistura de especiarias central na culinária etíope e um componente essencial de qualquer prato Wot.
- Mekelesha é utilizada na cozinha etíope para o acabamento do sabor e é composta por cardamomo, canela, pimenta, cominho, gengibre e cravo.
- A culinária ayurvédica utiliza misturas especiais de especiarias para vegetais, visando melhorar a digestibilidade.
- Garam Masala deve ser adicionado idealmente no final do tempo de cozimento para uma melhor liberação de sabores.
- A mistura de especiarias Kitchari contém tradicionalmente gengibre, coentro, cominho, sementes de mostarda, cúrcuma e asafoetida.
- Para grãos sem glúten, como Jowar, utiliza-se uma mistura especial com ghee, hing, cominho, funcho e Garam Masala.
- A técnica Baghaar/Chaunk requer a fritura de especiarias em óleo quente ou ghee para uma liberação ideal de aromas.
- A consistência das leguminosas cozidas influencia significativamente a absorção de especiarias - texturas mais cremosas absorvem os sabores de forma mais intensa.
- Misturas de especiarias para leguminosas não apenas melhoram o sabor, mas também tornam as proteínas mais disponíveis para o corpo.

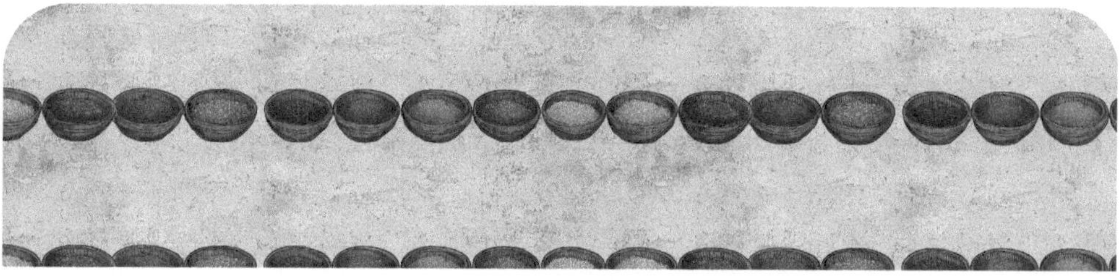

3. 2. 0. Interpretações Modernas

A integração da tradicional ciência das especiarias ayurvédicas na alimentação moderna levanta questões intrigantes: Como podem os princípios centenários da combinação de especiarias ser conciliados com os hábitos alimentares contemporâneos? Qual é o papel das influências culturais e das novas experiências gustativas nesse contexto? É possível adaptar misturas de especiarias tradicionais às necessidades atuais sem perder seus princípios fundamentais de eficácia? A interpretação moderna da ciência das especiarias ayurvédicas enfrenta o desafio de tornar o conhecimento consagrado útil para aplicações contemporâneas. Isso envolve não apenas a adaptação de receitas, mas também a compreensão das propriedades energéticas das especiarias no contexto dos estilos de vida atuais. O desenvolvimento de combinações de especiarias contemporâneas requer tanto um conhecimento sólido da tradição ayurvédica quanto uma sensibilidade para as preferências gustativas modernas. As seções a seguir mostram como as clássicas misturas de especiarias ayurvédicas podem ser reinterpretadas por meio de abordagens inovadoras e quais experiências gustativas surpreendentes podem surgir nesse processo.

„A interpretação moderna das combinações de especiarias ayurvédicas une conhecimentos centenários a métodos de preparo contemporâneos e preferências de sabor, com ênfase na adaptação individual às necessidades pessoais e às condições sazonais.“

3. 2. 1. Combinações contemporâneas de especiarias

A interpretação moderna das combinações de especiarias ayurvédicas une conhecimentos centenários a métodos de preparo contemporâneos e preferências de sabor. Nesse contexto, a adaptação individual às necessidades pessoais e às condições sazonais é primordial [s115]. Um princípio fundamental é a composição equilibrada de misturas de especiarias, que são versáteis e podem ser utilizadas tanto em pratos salgados quanto em chás [s116]. Ao desenvolver combinações contemporâneas de especiarias, é especialmente importante que elas apoiem de forma ideal as propriedades energéticas dos alimentos e fortaleçam a força digestiva (agni) [s117]. Para os meses de outono e inverno, recomenda-se, por exemplo, uma mistura de especiarias aquecedora feita de gengibre em pó, pimenta-do-reino, cardamomo e uma pitada de canela. Essa combinação não apenas apoia o sistema imunológico, mas também equilibra as propriedades refrescantes da estação. Essa mistura é particularmente eficaz quando combinada com alimentos que têm propriedades aterradoras, como cogumelos, que naturalmente possuem características aquecedoras [s117]. A interpretação moderna também permite integrar princípios ayurvédicos em diferentes estilos de cozinha. Por exemplo, uma mistura contemporânea de especiarias para pratos mediterrâneos pode ser feita com cúrcuma, pimenta-do-reino (para melhor biodisponibilidade), coentro e alecrim. Essa combinação une o conhecimento ayurvédico tradicional às preferências de sabor ocidentais [s115]. Um aspecto importante da ciência contemporânea das especiarias é a consideração das qualidades energéticas. As especiarias são categorizadas de acordo com suas propriedades, como quente-frio, pesado-leve e seco-molhado [s117]. Uma mistura equilibrada deve unir essas características de forma harmoniosa. Para pessoas que tendem a ter frio e secura, uma combinação de especiarias aquecedoras, como canela e gengibre, complementada por componentes equilibrantes, como cardamomo e funcho, é recomendada. A flexibilidade das interpretações modernas também se reflete na adaptação a formas contemporâneas de alimentação. Assim, combinações tradicionais de especiarias podem ser facilmente utilizadas em pratos veganos, por exemplo, em combinação com iogurte de coco como material de suporte [s115]. Uma mistura básica popular para pratos vegetais consiste em cúrcuma, pimenta-do-reino, cominho e coentro, que promove tanto a digestibilidade quanto intensifica o sabor. Para a aplicação prática no dia a dia, recomenda-se preparar três misturas básicas de especiarias: uma aquecedora para o inverno, uma equilibrante para as transições e uma refrescante para o verão. Estas podem ser ajustadas conforme as necessidades individuais e o tipo de Dosha [s115]. A preparação das especiarias também desempenha um papel importante. Ao torrar levemente antes do uso, os óleos essenciais são ativados e a digestibilidade é melhorada. Isso é especialmente importante para especiarias como cominho e coentro, que podem liberar todo o seu espectro aromático [s117]. Uma abordagem moderna é também o uso de misturas de especiarias na forma de "shots" ou pastas de especiarias, que podem ser facilmente integradas ao cotidiano. Uma mistura básica pode consistir, por exemplo, de gengibre fresco moído, cúrcuma, pimenta-do-reino e uma pitada de cardamomo, que é consumida pela manhã com água morna ou em um smoothie [s118]. A ciência contemporânea das especiarias também considera as interações entre diferentes especiarias e seus efeitos sinérgicos. Assim, a pimenta-do-reino não apenas potencializa a ação da cúrcuma, mas também apoia a absorção geral de nutrientes. Esses conhecimentos são utilizados de forma direcionada em misturas modernas de especiarias para otimizar seu efeito terapêutico [s117].

3. 2. 2. Fusões internacionais de especiarias

A fusão internacional de culturas de especiarias abre novas perspectivas emocionantes na ciência das especiarias ayurvédicas. Essa evolução culinária demonstra como a medicina tradicional se desenvolve em interpretações contemporâneas, influenciadas globalmente [s119]. Essa evolução é particularmente evidente no exemplo da culinária de Okinawa, que representa uma fascinante síntese de influências chinesas, japonesas e americanas [s120]. Essa fusão pode ser perfeitamente aplicada aos conceitos de especiarias ayurvédicas. Por exemplo, pode-se desenvolver uma mistura moderna de especiarias para pratos de tofu que considere tanto os princípios ayurvédicos quanto os sabores japoneses: uma combinação de cúrcuma, gengibre e wasabi não apenas cria harmonia de sabor, mas também apoia a digestibilidade do tofu. A integração de especiarias não indianas em misturas tradicionais ayurvédicas abre dimensões de sabor completamente novas [s119]. Um exemplo prático é a combinação de cardamomo ayurvédico com alecrim mediterrâneo e pimenta em pó mexicana. Essa fusão é especialmente adequada para legumes grelhados, conferindo-lhes um sabor complexo, respeitando ao mesmo tempo os princípios fundamentais ayurvédicos. No contexto de conceitos modernos de catering, a versatilidade das fusões internacionais de especiarias se destaca de maneira impressionante [s121]. Formas inovadoras de apresentação permitem interpretar combinações de especiarias ayurvédicas de maneira contemporânea. Por exemplo, pequenos molhos de especiarias podem ser servidos em colheres comestíveis feitas de farinha de arroz, contendo várias combinações internacionais de especiarias. Uma variação popular é a combinação de açafrão e baunilha com um toque de anis estrelado, que pode ser utilizada tanto em pratos salgados quanto em sobremesas. A cozinha de sobremesas oferece um campo de experimentação particularmente emocionante para fusões internacionais de especiarias [s121]. A combinação de especiarias ayurvédicas com técnicas de sobremesas ocidentais resulta em criações empolgantes. Um exemplo é a interpretação de um clássico crème brûlée com açafrão, cardamomo e uma sutil nota de chá japonês Matcha. Essa fusão respeita os princípios ayurvédicos de harmonia de especiarias, ao mesmo tempo que abre novos horizontes de sabor.

Para a implementação prática no dia a dia, recomenda-se a criação de uma coleção internacional de especiarias que possa ser combinada de forma flexível. Nela, especiarias ayurvédicas básicas, como cúrcuma e cardamomo, devem ser complementadas com elementos internacionais, como açafrão espanhol, Harissa marroquina ou Shichimi Togarashi japonês. Estas podem ser combinadas de acordo com o prato e o efeito desejado. A arte da fusão internacional de especiarias reside no equilíbrio harmonioso entre inovação e tradição. É importante considerar as propriedades energéticas das diferentes especiarias e uni-las de forma harmoniosa. Uma abordagem prática é o desenvolvimento de "misturas base de fusão", que podem ser complementadas conforme necessário com elementos internacionais. A interpretação moderna também permite integrar princípios de especiarias ayurvédicas em diferentes estilos de cozinha internacional. Assim, pode-se criar uma mistura contemporânea de especiarias para pratos mediterrâneos a partir de cúrcuma, pimenta-do-reino, coentro e açafrão espanhol. Essa combinação une o conhecimento tradicional ayurvédico com as preferências de sabor mediterrâneas.

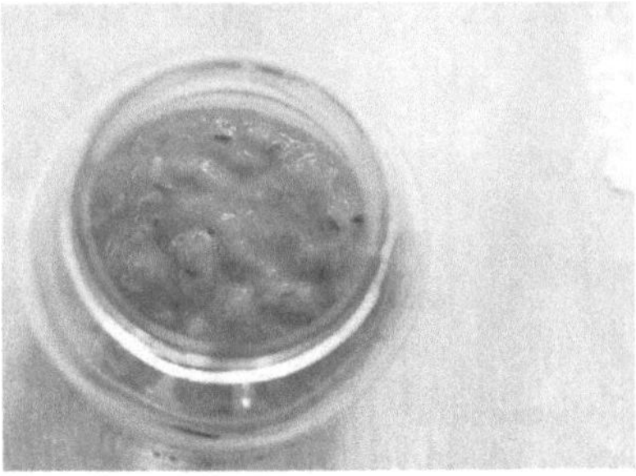

Harissa [i20]

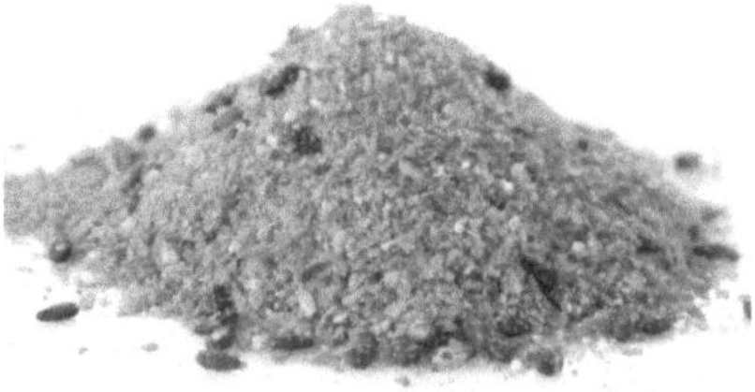

Mistura de sete especiarias [i21]

Glossário

Harissa

Uma pasta de especiarias picante do norte da África feita de pimentas secas, alho, cominho, coentro e azeite

Matcha

Um chá verde do Japão moído em pó fino, tradicionalmente usado na cerimônia do chá japonesa e rico em antioxidantes

Shichimi Togarashi

Uma mistura tradicional japonesa de especiarias feita com sete ingredientes, que tipicamente inclui pimenta, gergelim, sementes de cânhamo, nori, gengibre, pimenta de Sichuan e casca de cítrico

3. 2. 3. Novas experiências de sabor

A exploração de novas experiências de sabor na moderna cozinha ayurvédica abre possibilidades fascinantes para combinar princípios tradicionais com abordagens inovadoras. Isso resulta em composições de sabor surpreendentes que envolvem todos os sentidos, respeitando ao mesmo tempo os princípios ayurvédicos [s122]. Um campo particularmente interessante são as criações modernas de molhos, que combinam especiarias ayurvédicas tradicionais com influências internacionais. Por exemplo, um Chutney de hortelã pode ganhar uma nova dimensão de sabor com a adição de variedades exóticas de pimenta, como Scotch Bonnet ou Ghost Pepper. A arte está em encontrar um equilíbrio entre picância, doçura e as propriedades refrescantes da hortelã [s123]. Uma dica prática para o preparo: comece com uma pequena quantidade das pimentas picantes e vá ajustando gradualmente, pois sua intensidade não deve sobrepor os outros sabores. A apresentação desempenha um papel central nas novas experiências de sabor. Técnicas de serviço inovadoras, como o uso de mini copos ou pratos especialmente projetados, aumentam o apelo visual e, consequentemente, toda a experiência gustativa. Um método popular é a "Degustação Progressiva", onde diferentes variações de um prato são servidas em intensidade de sabor crescente [s124]. Assim, os convidados podem experimentar três interpretações diferentes de um prato de curry, começando com uma versão clássica suave até uma variante de fusão complexa. Elementos interativos enriquecem ainda mais a experiência culinária. Estações de "Faça você mesmo", onde os convidados podem criar suas próprias misturas de especiarias, promovem a compreensão das interações entre diferentes sabores [s124]. Um exemplo prático é um bar de especiarias que oferece, além de especiarias ayurvédicas clássicas, também componentes internacionais. Os convidados podem, sob orientação especializada, montar sua mistura pessoal de especiarias e aprender como diferentes sabores podem ser combinados harmoniosamente. A moderna cozinha de fusão demonstra de forma impressionante como pratos ayurvédicos tradicionais podem ser reinterpretados por meio de técnicas de preparo inovadoras e ingredientes inesperados [s125]. Um exemplo bem-sucedido é a combinação de vegetais cozidos no vapor com um molho de pimentas fermentadas, tamarindo e leite de coco, que considera tanto os princípios ayurvédicos quanto as tendências de sabor modernas. Particularmente interessante é o desenvolvimento de aperitivos de fusão que combinam ingredientes tradicionais do sul da Ásia com sabores internacionais [s124]. Um exemplo inovador é um petisco de peixe temperado, servido com um chutney de hortelã e um toque de frutas cítricas fermentadas. Essa combinação cria uma experiência de sabor complexa que une elementos doces, picantes, salgados e azedos de forma harmoniosa [s122]. A habilidade artesanal se revela especialmente na cuidadosa harmonização dos diferentes componentes de sabor. Cada elemento é preparado individualmente e contribui para a composição total [s125]. Uma abordagem prática é a "Técnica das Três Camadas", onde sabores base, especiarias e toques finais são preparados separadamente e, em seguida, combinados de forma intencional. Para a cozinha caseira, recomenda-se experimentar com pequenas porções e adicionar gradualmente novos elementos a pratos conhecidos. Comece, por exemplo, com uma preparação clássica de Dal e complemente-a com uma mistura de especiarias criada por você, que inclua influências internacionais como páprica defumada ou cascas de cítricos secas. A autenticidade dos molhos e misturas de especiarias modernas baseia-se no respeito pelos elementos tradicionais, ao mesmo tempo em que se mantém uma abertura para novas interpretações [s123]. Um exemplo bem-sucedido é o desenvolvimento de pastas de especiarias que combinam especiarias ayurvédicas clássicas com elementos modernos, como pimentas fermentadas ou gengibre em conserva.

Glossário

Chutney
Um molho picante ou frutado da cozinha indiana, que pode ser usado tanto como acompanhamento quanto como molho para mergulhar. Pode ser doce, azedo, picante ou uma combinação disso.

Dal
Um prato indiano tradicional feito de leguminosas descascadas e partidas, cozido até formar uma espécie de sopa ou mingau.

Ghost Pepper
Uma das pimentas mais picantes do mundo, com mais de 1 milhão de unidades Scoville, também conhecida como Bhut Jolokia da Índia.

Scotch Bonnet
Uma variedade de pimenta extremamente picante, com uma intensidade de 100.000-350.000 unidades Scoville, que possui um sabor levemente frutado.

Resumo - 3. 2. Interpretações Modernas

- A interpretação moderna une conhecimentos centenários com métodos de preparo contemporâneos, levando em consideração as necessidades individuais e as estações do ano.
- Para os meses de outono e inverno, recomenda-se uma mistura de especiarias aquecedoras composta por gengibre em pó, pimenta-do-reino, cardamomo e canela, que harmoniza especialmente bem com alimentos que têm propriedades aterradoras, como cogumelos.
- A integração de princípios ayurvédicos na cozinha mediterrânea ocorre por meio de combinações como cúrcuma, pimenta-do-reino, coentro e alecrim.
- A culinária de Okinawa demonstra uma síntese bem-sucedida de influências chinesas, japonesas e americanas com conceitos ayurvédicos.
- Formas inovadoras de apresentação, como molhos de especiarias em colheres comestíveis feitas de farinha de arroz, possibilitam interpretações contemporâneas de combinações tradicionais.
- A "técnica das três camadas" separa os sabores básicos, especiarias e toques finais para uma composição de sabor precisa.
- A degustação progressiva permite a experiência de diferentes variações de curry em intensidade crescente.
- A combinação de açafrão e baunilha com anis-estrelado cria fusões versáteis para pratos salgados e doces.
- Criações modernas de molhos conectam chutneys tradicionais com variedades exóticas de pimenta, como Scotch Bonnet ou Ghost Pepper.

3. 3. 0. Dosagem e Tempo

A dosagem precisa e o momento certo na utilização de especiarias são aspectos fundamentais e, ao mesmo tempo, desafiadores da culinária ayurvédica. Qual a quantidade ideal de especiaria para um determinado prato? Quando é o momento ideal para adicionar componentes individuais? E qual o papel de fatores como temperatura, forma de processamento ou combinações de diferentes especiarias? As respostas a essas perguntas são complexas e baseiam-se tanto no conhecimento tradicional quanto em descobertas científicas modernas. Enquanto algumas regras básicas são universais, muitos aspectos da dosagem de especiarias exigem uma compreensão profunda das propriedades específicas de cada especiaria. A arte da dosagem precisa não reside apenas na quantidade, mas também na interação entre tempo, temperatura e método de processamento. As seguintes considerações oferecem uma visão sistemática dos princípios da dosagem de especiarias e mostram como, por meio de um timing habilidoso, é possível liberar toda a potência das especiarias.

> *„Em pratos cozidos lentamente, como ensopados, é essencial fazer um tempero básico com sal já no início do processo de cozimento, para que os aromas possam se distribuir uniformemente.“*

3. 3. 1. Fundamentos da dosagem de especiarias

A dosagem correta de especiarias é uma arte que requer experiência, sensibilidade e compreensão básica. Um aspecto central é o tempo de tempero, que contribui significativamente para o resultado do sabor [s126]. Em pratos cozidos lentamente, como ensopados ou guisados, é essencial realizar um tempero básico com sal no início do processo de cozimento. Isso permite que os aromas se distribuam uniformemente no prato e se fundam com os outros ingredientes. O princípio do tempero gradual é especialmente importante. Em vez de adicionar todas as especiarias de uma vez, é recomendável temperar em várias fases e provar ao longo do processo [s126]. Isso pode ser bem demonstrado com o exemplo de uma sopa de legumes clássica: primeiro, os legumes são refogados com uma pitada de sal para desenvolver os aromas básicos. Após a adição do líquido, uma segunda dose moderada de sal é feita. Somente pouco antes de servir, o prato é ajustado ao gosto final. A temperatura desempenha um papel decisivo na percepção do sabor [s126]. Pratos quentes têm um gosto diferente dos frios, por isso é importante ajustar o tempero de acordo com a temperatura de serviço pretendida. Um exemplo prático é a salada de batata: preparada quente, muitas vezes parece excessivamente temperada, mas servida fria, revela todo o seu sabor equilibrado. Ao usar misturas de especiarias, como por exemplo para o chá Masala, a dosagem é particularmente complexa [s127]. A intensidade da bebida não é determinada apenas pela quantidade de especiarias utilizadas, mas também pelo tempo de infusão e pela proporção entre os componentes. Uma abordagem comprovada é começar com quantidades padronizadas e ajustá-las de acordo com o gosto pessoal. Uma regra básica importante é considerar a salinidade natural dos ingredientes [s126]. Ingredientes como queijo, legumes em conserva ou molho de soja já trazem sal para o prato. Ao preparar um stir-fry asiático, por exemplo, deve-se primeiro incorporar os componentes salgados, como molho de soja ou molho de ostra, e só então decidir se é necessário adicionar sal adicional. As papilas gustativas podem se cansar durante o cozimento e a degustação [s126]. Um método comprovado é fazer uma pausa curta após a primeira prova e, em seguida, experimentar novamente. Um gole de água ou um pedaço de pão neutro podem ajudar a reiniciar as papilas gustativas. Preferências e sensibilidades de sabor individuais desempenham um papel importante [s126]. Enquanto algumas pessoas preferem um tempero forte, outras reagem sensivelmente ao excesso de sal ou especiarias picantes. Ao preparar para várias pessoas, é aconselhável temperar com moderação e oferecer especiarias adicionais para ajuste. Um método tradicional, que é especialmente utilizado na preparação de chás de especiarias, é deixar as especiarias de molho durante a noite [s127]. Isso permite uma extração mais suave dos aromas e pode resultar em um sabor mais equilibrado. Na manhã seguinte, as especiarias embebidas são então fervidas junto com folhas de chá frescas e leite. A arte da dosagem de especiarias também requer uma compreensão das interações entre diferentes especiarias. Algumas especiarias se intensificam mutuamente, enquanto outras podem se neutralizar. Um exemplo clássico é a combinação de pimenta e cominho na culinária indiana, que se complementam em sabor e criam uma profundidade aromática complexa.

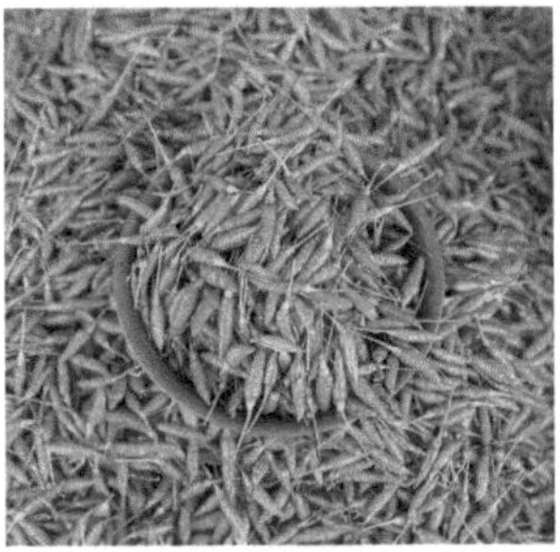

Pimenta [i22]

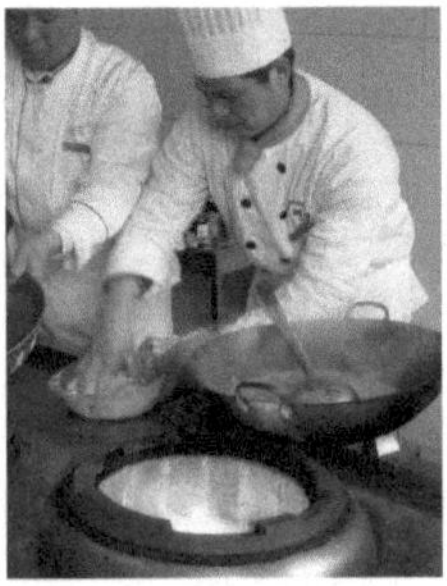

Wok asiático [i23]

Glossário

Masala

Uma designação indiana para misturas de especiarias, que são feitas a partir de várias especiarias moídas de acordo com receitas específicas. Cada região e família frequentemente tem suas próprias receitas secretas de Masala.

3. 3. 2. Momento de adicionar especiarias

O momento certo para adicionar especiarias é crucial para o sucesso de um prato e segue certos princípios básicos. Ao preparar pratos com diferentes componentes, a ordem é especialmente importante - ingredientes densos como legumes são adicionados primeiro, seguidos pela carne, e apenas no final são adicionados ingredientes delicados como frutos do mar [s128]. Isso garante que cada ingrediente seja cozido de forma ideal e que seus sabores se destaquem da melhor maneira. O tempo de salgar desempenha um papel especial e varia de acordo com o ingrediente. No caso de massas, por exemplo, é essencial salgar a água de cozimento antes de adicionar a massa. Isso permite uma penetração uniforme do sabor durante o processo de cozimento [s129]. O mesmo se aplica a leguminosas secas, que também devem ser salgadas na água de cozimento para obter um sabor equilibrado. Na preparação de carnes, recomenda-se um planejamento antecipado: idealmente, a carne deve ser salgada algumas horas antes de cozinhar. Isso permite que o sal penetre profundamente na carne e a tempere de dentro para fora [s129]. Uma dica prática é salgar a carne na noite anterior e deixá-la coberta na geladeira. Ao preparar no dia seguinte, você será recompensado com um sabor mais intenso e uniforme. Ingredientes com alto teor de água, como cogumelos, requerem atenção especial. Eles devem ser salgados apenas pouco antes do final do tempo de cozimento [s129]. O motivo para isso reside no efeito osmótico do sal - salgar muito cedo retiraria umidade excessiva dos cogumelos e prejudicaria sua textura. Uma abordagem comprovada é refogar os cogumelos primeiro para desenvolver

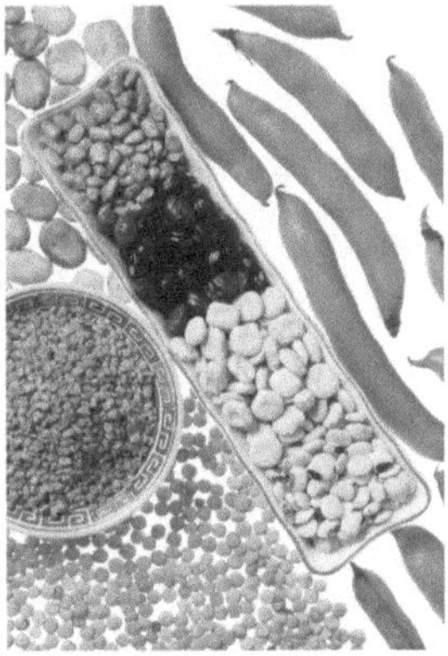

Leguminosas [i24]

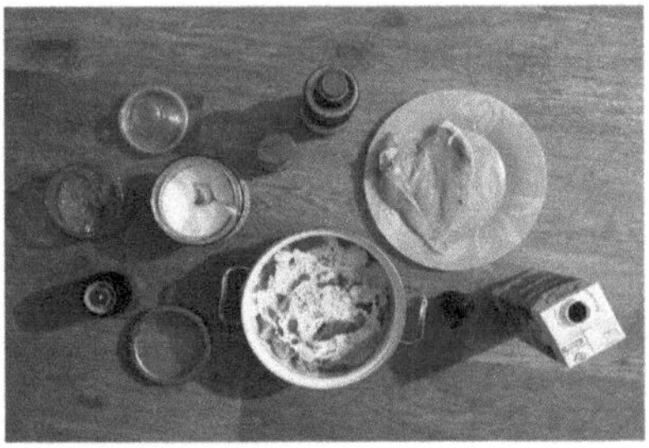

Marinadas [i25]

sabores de tostado e só salgar nos últimos 2-3 minutos do tempo de cozimento. O uso de marinadas requer um toque especial na dosagem e no tempo. A combinação de sal, especiarias e ácido pode intensificar o sabor por meio de processos osmóticos [s130]. É importante considerar as diferentes influências dos componentes da marinada. Um exemplo prático: em uma marinada para carne, o ácido (como limão ou vinagre) deve ser adicionado apenas pouco antes do cozimento, pois, caso contrário, ele "cozinha" demais a carne e a torna dura. Para a maioria dos pratos do dia a dia, a regra básica é que o tempero final deve ser feito apenas no final do tempo de cozimento [s131]. Isso permite ajustar o sabor com precisão e evitar o excesso de tempero. Antes de servir, é essencial provar o prato e avaliá-lo criticamente - os sabores estão equilibrados ou falta algo? Uma abordagem útil ao provar é perguntar a si mesmo: "Está apenas salgado ou realmente tem um bom sabor?" A arte do tempo certo de tempero requer experiência e atenção ao cozinhar. Uma abordagem sistemática, na qual se faz anotações sobre pratos bem-sucedidos e se documenta o tempo, pode ajudar a desenvolver uma sensação para o momento ideal de temperar. Com o tempo, desenvolve-se uma compreensão intuitiva de quando cada especiaria atinge seu efeito ideal.

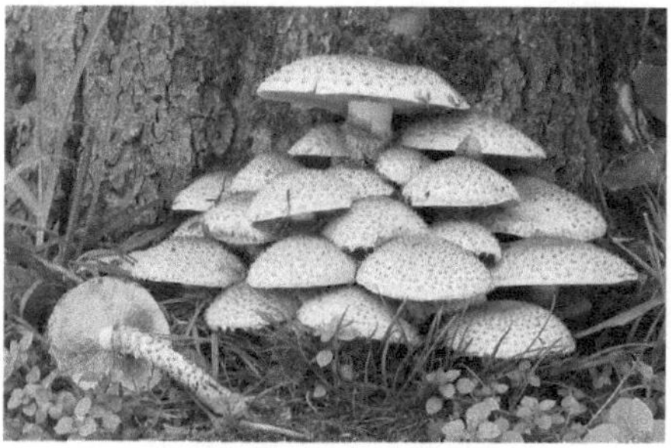

Cogumelos [i26]

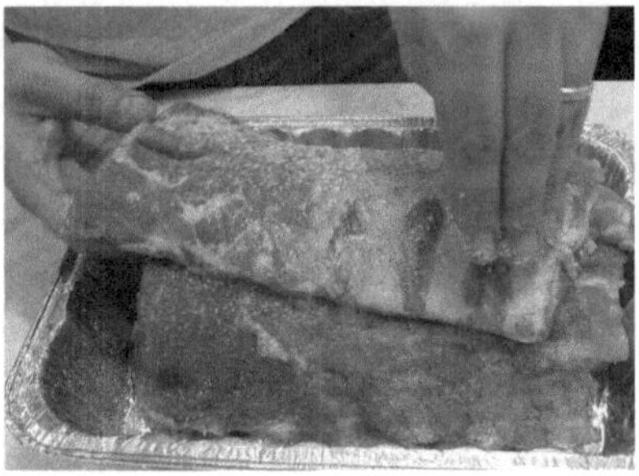

Adição de especiarias [i27]

Glossário

Marinada

Um líquido temperado feito de óleo, ácidos e especiarias, usado para marinar alimentos, a fim de aprimorar seu sabor e torná-los mais macios.

osmótico

Descreve o processo pelo qual líquidos atravessam uma membrana semipermeável. Na cozinha, esse efeito ocorre quando o sal extrai água dos alimentos.

3. 3. 3. Intensidade dos aromas

A intensidade dos aromas na ciência das especiarias ayurvédicas segue princípios complexos que vão muito além da simples dosagem. Um entendimento básico dessas inter-relações permite aproveitar ao máximo a força das especiarias. É particularmente interessante a constatação de que mesmo pequenas quantidades de ervas frescas podem aumentar a capacidade antioxidante de uma refeição em duas a quatro vezes [s132]. O tratamento superficial das especiarias desempenha um papel central na liberação dos aromas. O exemplo do gengibre ilustra isso de forma clara: quanto menores os pedaços, maior a área de contato e, portanto, a intensidade do sabor no prato final [s133]. Essa constatação pode ser aplicada a muitas outras especiarias. Ao preparar chás de especiarias, por exemplo, os paus de canela devem ser quebrados ou moídos grosseiramente para liberar melhor seus óleos essenciais. O tempo de extração tem uma influência significativa na intensidade do aroma. Para chás, o tempo de infusão ideal varia de acordo com a força desejada e a variedade utilizada [s134]. Uma abordagem prática é experimentar após 3-4 minutos e, em seguida, ajustar a intensidade em intervalos de minutos. Ao usar tinturas, é importante notar que plantas frescas são ideais, pois durante a secagem componentes aromáticos importantes podem ser perdidos [s135]. A combinação com gorduras desempenha um papel surpreendentemente importante na liberação dos aromas. A adição de gordura, por exemplo, na forma de ghee ou óleo, pode aumentar significativamente a bioavailability dos princípios ativos [s134]. Na prática, isso significa que um mix de especiarias para curry deve ser primeiro tostado em óleo quente para extrair de forma ideal os componentes aromáticos solúveis em gordura. A dosagem deve sempre ser feita de forma gradual, sendo recomendada a abordagem "comece baixo, vá devagar" para iniciantes. No caso de chás de especiarias, é aconselhável começar com meia xícara (125 ml) por dia e aumentar a quantidade conforme necessário [s134]. O efeito geralmente se manifesta após 30-90 minutos e pode durar várias horas. Na preparação de misturas de especiarias, o processamento separado de componentes individuais é frequentemente vantajoso. Isso permite considerar as necessidades específicas de extração de cada especiaria [s135]. Um exemplo prático é a preparação de uma mistura complexa de Masala: enquanto especiarias robustas como o cardamomo podem ser aquecidas por mais tempo, componentes mais delicados como o açafrão devem ser adicionados mais tarde. A durabilidade e o armazenamento influenciam significativamente a intensidade do aroma. Tinturas, por exemplo, permanecem eficazes por seis a dez anos, com algumas atingindo sua potência ideal nos primeiros três anos [s135]. Ao armazenar especiarias, é importante protegê-las da luz, calor e umidade para preservar suas propriedades aromáticas. Um aspecto interessante é o uso de glicerina para estabilizar extratos de especiarias. A adição de 10% de glicerina pode ajudar especialmente em preparações ricas em taninos, retardando a ligação e a precipitação de princípios ativos [s135]. Isso é particularmente relevante na produção de extratos concentrados de especiarias para fins terapêuticos. A pesquisa científica demonstrou que mesmo pequenas quantidades de especiarias podem ter efeitos significativos. Estudos controlados randomizados mostram que apenas meia a uma colher de chá de certas especiarias por dia é suficiente para aumentar significativamente o efeito antioxidante [s132]. Isso sublinha a importância da dosagem precisa, mesmo em pequenas quantidades.

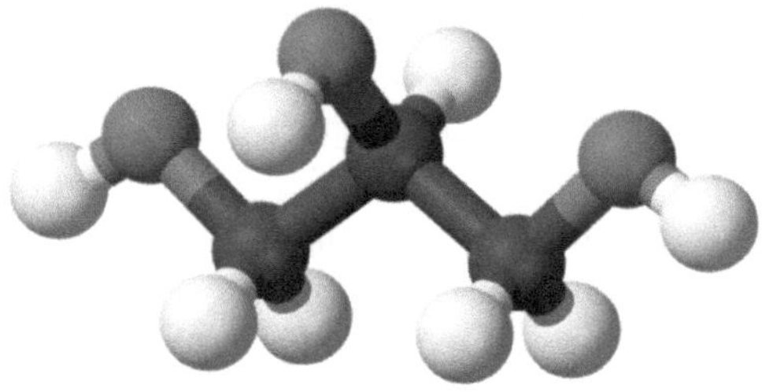

Glicerina [i28]

Resumo - 3. 3. Dosagem e Tempo

- A adição gradual de temperos em várias fases melhora o desenvolvimento do sabor e o controle do aroma
- A percepção do sabor varia bastante com a temperatura de serviço - pratos quentes requerem temperos diferentes dos frios
- Processos osmóticos influenciam a textura de ingredientes ricos em água, como cogumelos, portanto, salgar apenas no final
- Deixar especiarias de molho durante a noite permite uma extração de aroma mais suave em chás temperados
- Pequenas quantidades de ervas frescas podem aumentar a capacidade antioxidante de uma refeição em 2 a 4 vezes
- O tratamento de superfície das especiarias determina significativamente a liberação de aroma
- Gorduras como ghee aumentam a biodisponibilidade dos compostos ativos nas especiarias de forma significativa
- A adição de 10% de glicerina retarda a precipitação de compostos em preparações ricas em taninos
- Tinturas de especiarias mantêm sua eficácia por 6 a 10 anos, com potência ideal nos primeiros 3 anos
- Apenas 0,5 a 1,5 colheres de chá de certas especiarias diariamente são suficientes para efeitos antioxidantes mensuráveis

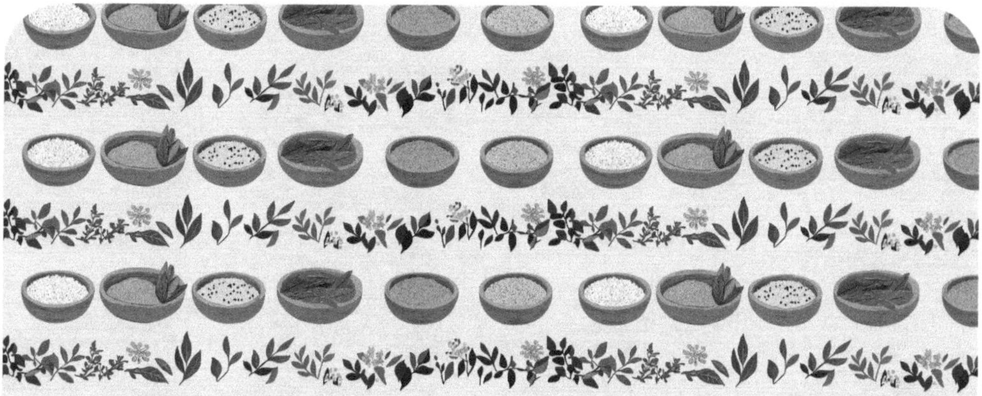

Revisão - 3. Misturas de Especiarias e Aplicações

- A tradição das misturas de especiarias básicas remonta à Idade Média e se estabeleceu como um componente fundamental de várias culturas culinárias. Na cozinha etíope, o Berbere desempenha um papel central como mistura de especiarias indispensável para pratos Wot. A técnica do Baghaar ou Chaunk, na qual especiarias são fritas em óleo quente ou ghee, otimiza a liberação dos óleos essenciais. A cozinha de Okinawa apresenta uma fascinante síntese de influências de especiarias chinesas, japonesas e americanas. Pequenas quantidades de ervas frescas podem aumentar a capacidade antioxidante de uma refeição em duas a quatro vezes. A adição de 10% de glicerina pode retardar a ligação e a precipitação de substâncias ativas em preparações ricas em taninos. Na preparação de carnes, o sal deve ser adicionado algumas horas antes do cozimento, para que possa penetrar profundamente. Ingredientes ricos em água, como cogumelos, devem ser salgados apenas pouco antes do final do tempo de cozimento, para não comprometer sua textura. A integração de especiarias não indianas em misturas ayurvédicas tradicionais abre novas dimensões de sabor. A arte das misturas de especiarias reside não apenas na combinação correta, mas também na dosagem equilibrada. Com essa base teórica, será interessante ver como esses princípios se aplicam na prática.

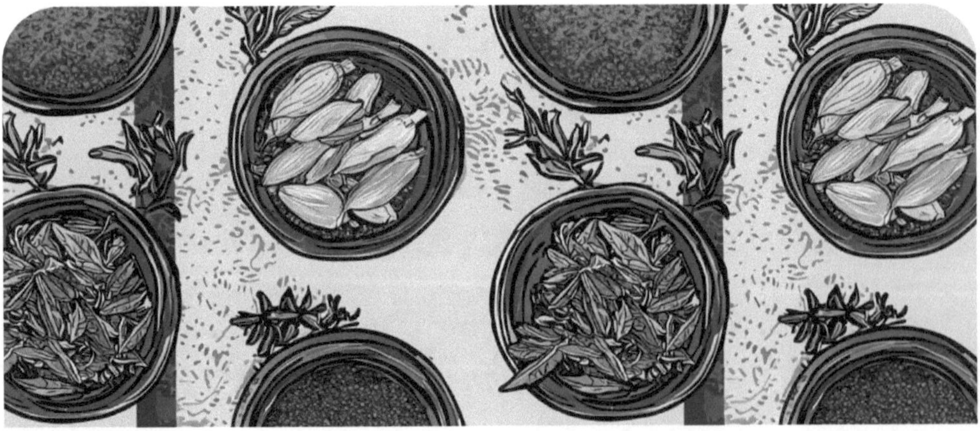

4. 0. 0. Aplicação Prática de Especiarias

A aplicação prática de especiarias é uma arte que vai muito além do simples tempero. Como os sutis aromas de diferentes especiarias se revelam da melhor forma? Qual é o papel do método de processamento no sabor e nos efeitos benéficos à saúde? E por que faz diferença se as especiarias são tostadas, moídas ou preparadas como pasta? A tradição ayurvédica desenvolveu ao longo de milênios técnicas para explorar todo o potencial das especiarias. Trata-se não apenas de sabor, mas também da liberação ideal de suas propriedades terapêuticas. Desde a temperatura de torrefação correta até o tempo de imersão ideal - cada detalhe influencia o resultado final. As páginas a seguir o guiarão pelas principais técnicas práticas de processamento de especiarias e mostrarão como você pode aplicar essas técnicas com sucesso em sua própria cozinha. Você descobrirá que até pequenas mudanças na preparação podem fazer grandes diferenças na experiência de sabor.

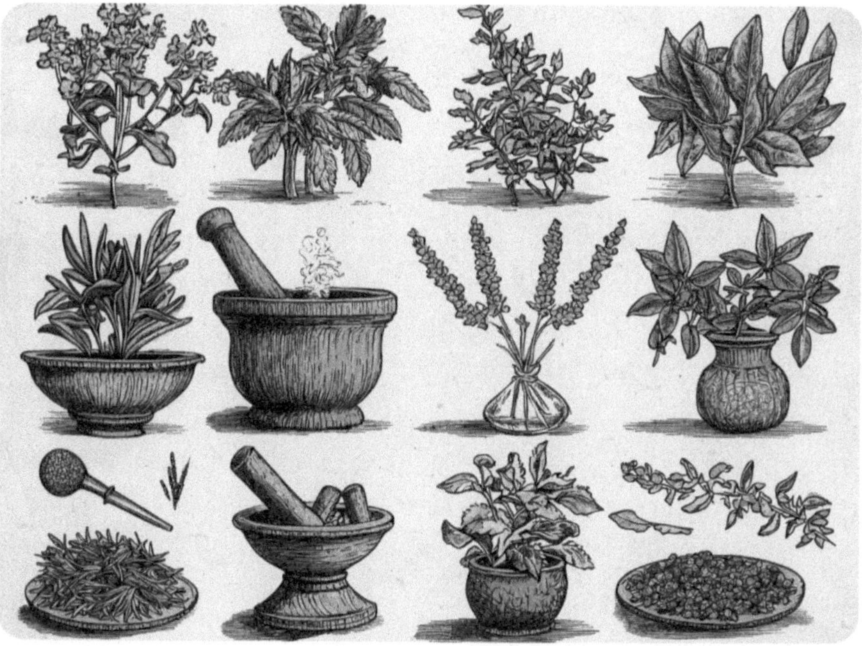

4. 1. 0. Preparação de Especiarias

A preparação de especiarias é uma arte que foi aperfeiçoada ao longo de milênios. Como as especiarias revelam todo o seu aroma? Quais técnicas possibilitam a liberação ideal de seus valiosos componentes? Desde a torrefação tradicional até a moagem cuidadosa e a produção de pastas de especiarias complexas - cada etapa do processamento segue princípios precisos que influenciam significativamente a experiência final de sabor. A preparação de especiarias ayurvédica une o ofício prático a um profundo conhecimento sobre os efeitos das especiarias. Qual é o papel da temperatura na torrefação? Quando é o momento ideal para moer? E como os aromas obtidos podem ser melhor conservados? As páginas a seguir conduzem sistematicamente pelas principais técnicas de preparação de especiarias e mostram como sabores complexos podem ser desenvolvidos a partir de especiarias simples.

> *„Especiarias inteiras devem ser moídas apenas após a torrefação, pois as especiarias já moídas perdem rapidamente a intensidade e são menos adequadas para o processo de torrefação.“*

4. 1. 1. Torrar especiarias

Torrar especiarias é uma técnica fundamental na culinária ayurvédica, que influencia significativamente o sabor dos pratos e permite que as propriedades saudáveis das especiarias se manifestem plenamente [s136]. Esta prática, também conhecida como tadka ou temperagem, pode ser realizada de várias maneiras, cada uma trazendo suas próprias nuances de sabor características [s137]. Na torra seca tradicional, as especiarias são aquecidas sem adição de gordura, resultando em uma mudança profunda de sabor. Durante esse processo, os compostos aromáticos voláteis se dissipam e novos sabores mais complexos se desenvolvem [s137]. Em contraste, torrar em óleo intensifica os aromas originais, tornando-os mais intensos, enquanto as especiarias mantêm um aroma mais claro e fresco [s137]. Três métodos principais de torrar especiarias se estabeleceram: torrar em pequenas quantidades de óleo, a torra lenta com cebolas e a torra rápida e intensa em óleo quente [s137]. No primeiro método, normalmente começa-se com especiarias maiores e mais robustas, adicionando gradualmente sementes menores. É importante usar uma panela pesada e controlar cuidadosamente o calor [s136]. Para resultados ótimos, deve-se observar as seguintes instruções práticas: aquecer a panela em fogo médio a baixo e mover as especiarias continuamente com uma colher de madeira para garantir uma torra uniforme e evitar que queimem [s136]. Um exemplo concreto é a torra de cominho: assim que as primeiras sementes começam a estalar e liberam seu aroma característico, outras especiarias como sementes de mostarda ou folhas de curry podem ser adicionadas [s138]. O método de torra lenta, especialmente adequado para molhos cremosos, requer paciência e atenção. Aqui, as especiarias são aquecidas suavemente e lentamente junto com cebolas, permitindo que os aromas se desenvolvam gradualmente [s137]. Este método é particularmente bom para misturas complexas de especiarias, onde diferentes tipos de especiarias devem se fundir harmoniosamente. O método de torra rápida é frequentemente utilizado como um passo final para dar um toque aromático ao prato finalizado. As especiarias são rapidamente torradas em óleo muito quente e, em seguida, despejadas diretamente sobre o prato [s137]. Esta técnica é aplicada, por exemplo, na finalização de Dhal ou pratos de arroz. A utilização de ghee ou óleo ao torrar merece atenção especial. As especiarias devem ser torradas em fogo baixo até que liberem todo o seu aroma [s139]. Isso é especialmente importante para especiarias delicadas como folhas de curry, que podem queimar rapidamente [s140]. Uma dica prática é reduzir imediatamente o calor assim que as primeiras especiarias começarem a exalar seu aroma. Curiosamente, existem também vozes críticas sobre a torra de especiarias. Alguns especialistas argumentam que o superaquecimento pode resultar na perda de óleos aromáticos valiosos [s141]. Para evitar isso, recomenda-se limitar o tempo de torra a cerca de 10 minutos e utilizar as propriedades aromaterapêuticas dos óleos essenciais de forma ideal [s136]. Para a melhor liberação de sabor, deve-se sempre usar especiarias inteiras, que devem ser moídas apenas após a torra. Especiarias já moídas perdem rapidamente a intensidade e são menos adequadas para o processo de torra [s136]. Um exemplo prático é a preparação de garam_masala: as especiarias inteiras são primeiro torradas individualmente e, em seguida, moídas juntas, resultando em um perfil aromático rico e complexo. A ordem ao adicionar as especiarias desempenha um papel importante: especiarias robustas como canela ou cardamomo são colocadas primeiro na panela, seguidas por sementes mais delicadas como cominho ou coentro [s137]. Esta técnica permite que cada especiaria desenvolva seu perfil aromático ideal, sem queimar ou amargar.

4. 1. 2. Moer e triturar

Moer e triturar especiarias é uma técnica fundamental na preparação de especiarias ayurvédicas, que contribui significativamente para a liberação dos aromas e propriedades terapêuticas. O método tradicional com pilão e socador ocupa uma posição especial, pois quebra de forma ideal as estruturas celulares das especiarias e ativa os valiosos óleos essenciais e terpenos [s142]. A escolha do pilão certo é decisiva para um resultado de moagem ideal. Pilões de granito mostraram-se particularmente versáteis e são excelentes para triturar e moer especiarias duras. Pilões de mármore, por outro lado, revelam suas forças ao processar ingredientes frescos, nozes e alho [s142]. Uma dica prática para a escolha: preste atenção nas superfícies internas rugosas do pilão, pois elas oferecem um melhor efeito de atrito e facilitam a moagem [s142]. Ao trabalhar com pilão e socador, é importante observar algumas regras básicas: a tigela nunca deve ser preenchida mais da metade, para evitar que as especiarias voem descontroladamente [s143]. Um pano dobrado sob o pilão não apenas protege a superfície de trabalho, mas também amortiza os sons durante a moagem [s143]. A forma do pilão também desempenha um papel importante - um fundo largo com paredes altas e suavemente inclinadas oferece a superfície de moagem ideal [s142]. Para aqueles que não têm um pilão à mão, existem métodos alternativos: com utensílios de cozinha comuns, como papel manteiga, um rolo de madeira e uma tábua de corte resistente, as especiarias também podem ser moídas de forma eficaz [s144]. É importante fazer pausas regulares durante o processo de moagem e agitar as especiarias para obter um resultado uniforme [s144].

Uma aplicação particularmente popular de pilão e socador é a preparação de pastas de especiarias, que servem como base aromática para diversos pratos [s143]. Um exemplo clássico é a preparação de uma pasta de pimenta: pimentas, alho e cebolas são esmagados até formar uma massa homogênea, que é perfeita como base de tempero [s143]. Muitos chefs juram por esse método tradicional, apesar do maior esforço, pois libera os aromas de forma especialmente intensa [s143]. A manutenção do pilão merece atenção especial: uma limpeza suave com água morna geralmente é suficiente, enquanto o uso de sabão deve ser evitado para não danificar a superfície [s142]. Após a limpeza, o pilão deve ser bem seco para garantir sua durabilidade. Para um resultado de moagem especialmente fino, recomenda-se passar as especiarias trituradas por uma peneira grossa [s144]. Esta etapa adicional permite uma consistência mais uniforme e remove partículas maiores que podem não ter sido completamente trituradas. A combinação de diferentes especiarias ao moer deve ser bem pensada e baseada no ingrediente principal [s143]. É aconselhável começar com pequenas quantidades e ir ajustando lentamente à intensidade desejada. As especiarias recém-moídas liberam um aroma significativamente mais intenso do que os produtos já moídos, contribuindo assim para a profundidade de sabor dos pratos.

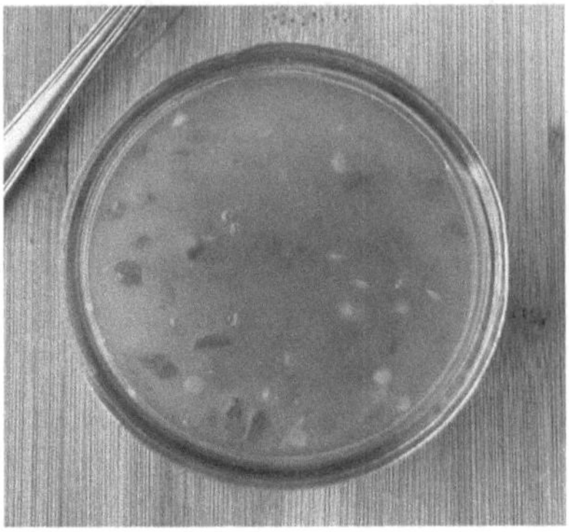

pasta de pimenta [i29]

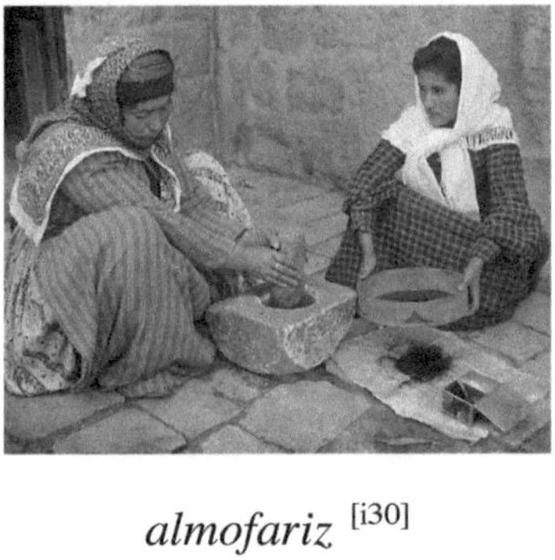

almofariz [i30]

Glossário

Terpenos
Compostos químicos naturais em plantas que são responsáveis pelo cheiro característico e podem ter propriedades benéficas à saúde

4. 1. 3. Imersão e Ativação

A imersão e ativação de especiarias, leguminosas e outros ingredientes é um processo importante na culinária ayurvédica, que não apenas melhora a digestibilidade, mas também otimiza o desenvolvimento do sabor [s145]. Este método tradicional baseia-se na compreensão de que certos componentes só podem revelar seu pleno potencial por meio de um pré-tratamento específico. Para leguminosas como lentilhas, a imersão é especialmente importante para a digestibilidade. Idealmente, elas devem ser deixadas de molho por várias horas em água fria abundante, sendo que a água de imersão deve ser descartada antes do cozimento [s145]. Isso reduz proteínas de difícil digestão e encurta significativamente o tempo de cozimento posterior. Um exemplo prático: enquanto feijões não imersos levam cerca de 45-60 minutos para cozinhar, o tempo de cozimento de feijões previamente imersos é reduzido para cerca de 30 minutos [s146]. Durante o processo de cozimento em si, há alguns detalhes importantes a serem observados: se formar espuma na superfície, ela deve ser retirada, pois contém proteínas de difícil digestão [s145]. Uma dica comprovada da prática ayurvédica é adicionar sal somente após o cozimento, pois o sal prolongaria o processo de cozimento [s146]. A adição de um toque de suco de limão ou lima no final do processo de cozimento também ativa as enzimas digestivas [s145]. A imersão também desempenha um papel importante no desenvolvimento do sabor das especiarias. Certas especiarias revelam todo o seu aroma apenas após um breve banho em água quente [s147]. Este método é especialmente eficaz para especiarias de alta qualidade - produtos de baixa qualidade não mostrarão um desenvolvimento de sabor satisfatório, mesmo com a imersão [s147]. Um exemplo prático é a preparação de pimentas secas: ao serem imersas em água quente por alguns minutos, elas se tornam mais macias e liberam seus aromas de forma mais eficaz no prato. A temperatura desempenha um papel importante em todos os processos de imersão e ativação. Enquanto leguminosas são imersas em água fria, muitas especiarias necessitam de água quente para resultados ideais [s147]. Os pratos prontos devem ser servidos preferencialmente quentes, especialmente durante o inverno, para apoiar a digestão [s145]. Outro aspecto importante é o controle de qualidade durante a imersão. Para leguminosas, a água deve ser clara e livre de impurezas. Exemplares flutuantes ou descoloridos devem ser descartados. Após a imersão, é aconselhável enxaguar bem as leguminosas antes de prosseguir com o preparo [s145]. O tempo de imersão varia de acordo com o ingrediente e o resultado desejado. Enquanto algumas especiarias precisam de apenas alguns minutos, leguminosas se beneficiam de um tempo de imersão mais longo, idealmente durante a noite [s146]. Uma dica prática para o dia a dia: se o tempo para uma longa imersão estiver escasso, o tempo de cozimento pode ser prolongado, sendo que o resultado final ainda será saboroso, mesmo que a digestibilidade possa ser um pouco comprometida. A combinação correta de imersão, ativação e posterior preparo é crucial para o sucesso dos pratos ayurvédicos. É importante cozinhar os ingredientes até a consistência desejada - especialmente no caso das leguminosas, deve-se buscar uma textura macia e bem digestível, evitando servir al dente [s145].

4. 1. 4. Preparar pastas de especiarias

A preparação de pastas de especiarias é uma técnica central da culinária ayurvédica, que permite desenvolver sabores complexos e conservá-los de forma ideal. O processo geralmente começa com a torrefação cuidadosa das especiarias em uma panela seca, liberando seus óleos essenciais e intensificando os aromas [s148]. Para uma pasta básica de curry clássica, ingredientes frescos como cebolas, tomates, gengibre e alho são preparados inicialmente. Estes formam a base aromática da pasta [s149]. As cebolas são picadas finamente ou trituradas em um processador de alimentos, enquanto o gengibre e o alho são descascados e também picados finamente. Opcionalmente, pode-se adicionar pimenta verde para um toque mais picante [s149]. O processamento ocorre em várias etapas: primeiro, as especiarias torradas são moídas em um pilão ou moedor de especiarias até se tornarem um pó fino. Em seguida, os ingredientes frescos são processados no liquidificador até obter uma massa homogênea [s148]. Uma dica prática é não triturar os ingredientes por muito tempo, pois isso pode liberar muita umidade e deixar a pasta muito líquida.

A verdadeira refinamento da pasta ocorre ao ser frita em óleo. Inicialmente, especiarias como folhas de louro são levemente tostadas antes que a massa triturada seja adicionada [s149]. Uma característica importante para o tempo de cozimento perfeito é o momento em que o óleo se separa da pasta e esta adquire uma coloração dourada. Isso pode levar de 15 a 20 minutos, dependendo da quantidade. Para temperar a pasta, são utilizados vários pós de especiarias, como pimenta, coentro, cúrcuma, além de uma mistura equilibrada de especiarias [s149]. Estas são incorporadas gradualmente, sendo importante mexer continuamente para evitar queimar. A pasta pronta deve ter uma consistência cremosa e um aroma intensamente aromático. A durabilidade da pasta de especiarias pode ser otimizada com o armazenamento adequado. Na geladeira, ela se mantém por até três dias, e congelada, pode durar vários meses [s150]. Uma dica prática é porcionar a

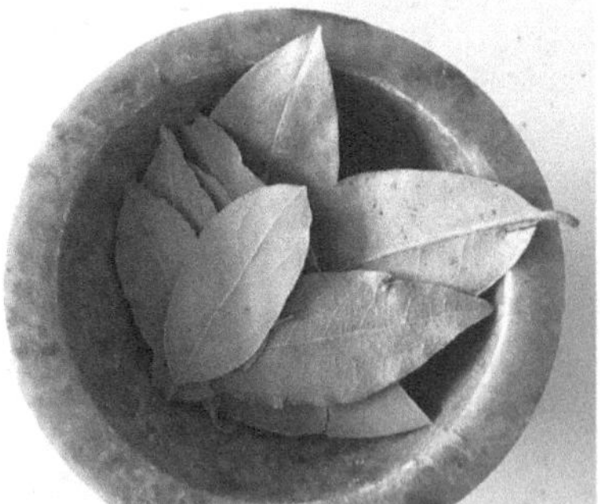

folhas de louro [i31]

pasta em formas de gelo antes de congelar, permitindo que pequenas quantidades sejam retiradas conforme necessário. Para usar a pasta em pratos, ela é inicialmente frita em óleo quente até que os aromas se desenvolvam. Em seguida, é adicionada uma quantidade de líquido, como água ou caldo, e pode ser combinada com várias proteínas ou vegetais [s150]. A quantidade de pasta utilizada depende da intensidade desejada do prato. Um toque especial é dado à pasta com a adição de ervas frescas, como coentro, no final [s149]. Estas não apenas conferem um frescor ao prato, mas também ajudam na digestão, de acordo com os princípios da medicina ayurvédica. A versatilidade da pasta de especiarias se revela em suas aplicações: pode ser usada como base para curries, como marinada para vegetais ou carnes, ou como ingrediente aromatizante em sopas e ensopados. A receita básica pode ser ajustada de acordo com o gosto pessoal e os princípios do Ayurveda.

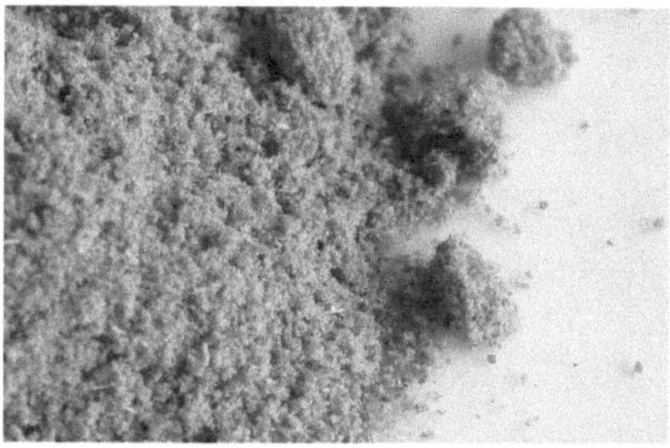

Mistura de especiarias [i32]

Glossário

óleos essenciais

Óleos vegetais voláteis e altamente perfumados, obtidos por destilação ou prensagem, responsáveis pelo aroma característico das especiarias

Resumo - 4. 1. Preparação de Especiarias

- Torrar especiarias é conhecido como Tadka ou temperagem e pode ser feito seco ou em óleo.
- A torrefação a seco resulta em notas de sabor mais complexas, enquanto a torrefação em óleo intensifica os aromas originais.
- A ordem ao torrar começa com especiarias robustas como canela, seguidas por especiarias mais delicadas como cominho.
- Pilões de granito são especialmente adequados para especiarias duras, enquanto pilões de mármore são melhores para ingredientes frescos e nozes.
- As superfícies internas estriadas do pilão oferecem um melhor efeito de atrito ao moer.
- A tigela do pilão deve ser preenchida no máximo até a metade para um controle ideal.
- Pastas de especiarias, como base aromática, são tradicionalmente feitas no pilão para uma liberação de aromas mais intensa.
- O molho reduz proteínas de difícil digestão e encurta significativamente o tempo de cozimento.
- O sal deve ser adicionado apenas após o cozimento, pois prolonga o processo de cozimento.
- Pimentas secas liberam melhores aromas quando são embebidas em água quente.
- A pasta básica de curry está no ponto ideal quando o óleo se separa da massa e fica dourado.
- Pastas de especiarias podem ser congeladas por vários meses e podem ser porcionadas em formas de cubos de gelo.

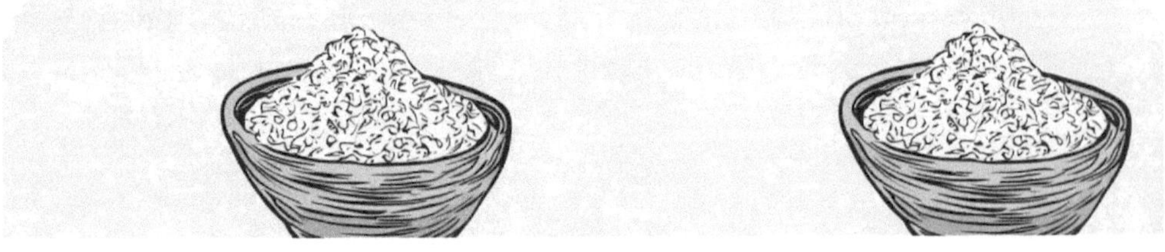

Revisão - 4. Aplicação Prática de Especiarias

- A torrefação de especiarias é conhecida como Tadka ou temperagem e pode ser feita de forma seca ou em óleo.
- A torrefação a seco resulta em uma mudança profunda de sabor devido à liberação de compostos aromáticos voláteis.
- A torrefação em óleo intensifica os aromas originais e preserva notas mais claras.
- Pilões de granito são especialmente adequados para especiarias duras, enquanto pilões de mármore são melhores para ingredientes frescos.
- As superfícies internas estriadas do pilão oferecem uma melhor eficácia de moagem.
- A tigela do pilão deve ser preenchida no máximo até a metade.
- As pastas de especiarias desenvolvem aromas complexos através da torrefação das especiarias e podem ser bem conservadas.
- Para pastas básicas de curry, as especiarias torradas são primeiro moídas e depois processadas com ingredientes frescos.
- O ponto de cozimento ideal da pasta é alcançado quando o óleo se separa da massa.
- A imersão reduz proteínas de difícil digestão e encurta significativamente o tempo de cozimento.
- O sal deve ser adicionado apenas após o cozimento, pois prolonga o processo de cocção.
- Cítricos ativam, ao final do processo de cozimento, as enzimas digestivas.
- Especiarias de alta qualidade liberam todo o seu aroma apenas após um breve banho em água quente.
- O tempo de imersão varia bastante - de poucos minutos para especiarias até durante a noite para leguminosas.

Ofertas adicionais gratuitas planejadas

Temos o prazer de oferecer futuramente materiais complementares gratuitos para este livro:

- Um capítulo bônus exclusivo com conteúdo adicional
- Um resumo compacto de todo o livro em formato PDF

A publicação destes materiais está prevista para janeiro de 2025.
Sinta-se à vontade para visitar nosso site hoje mesmo. Assim que nosso serviço de newsletter for lançado (previsto para janeiro de 2025), você poderá se registrar para receber atualizações e não perder nenhuma novidade sobre as ofertas adicionais gratuitas.

SaageBooks.com/pt/conhecimento_das_especiarias_ayurvedicas-bonus-BEK51YB

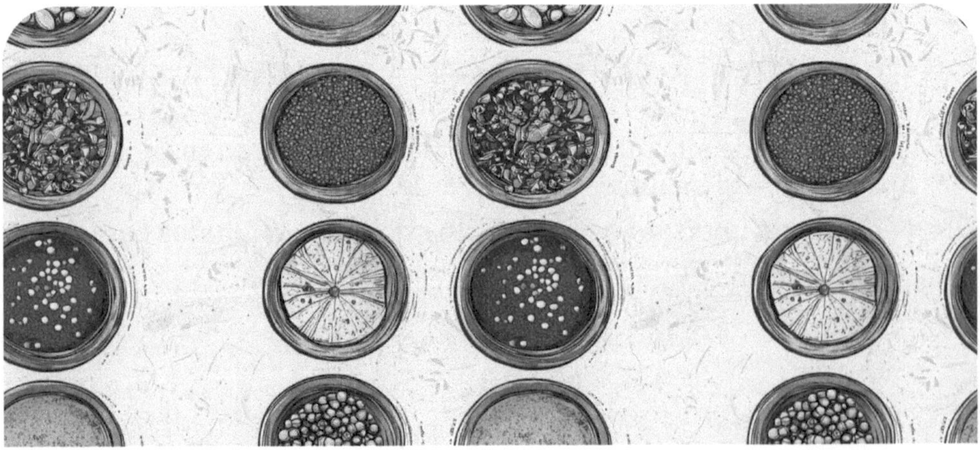

Caros leitores,

Sinto-me profundamente honrado por terem dedicado tempo para ler meu livro do início ao fim. Como autor, meu maior desejo é fornecer insights valiosos e orientação prática. Sua confiança em meu trabalho significa muito para mim. Espero que a leitura tenha sido enriquecedora para vocês. Se tiverem alguma dúvida ou sugestão, não hesitem em me contactar através do nosso site.

Se gostaram deste livro, agradeceria muito uma avaliação honesta. Sua opinião é importante para mim e ajuda outros leitores em sua decisão. Vocês podem facilmente deixar sua avaliação honesta na plataforma de vendas onde compraram o livro.
Obrigado pelo seu apoio!

Artemis Saage

Saage Media GmbH

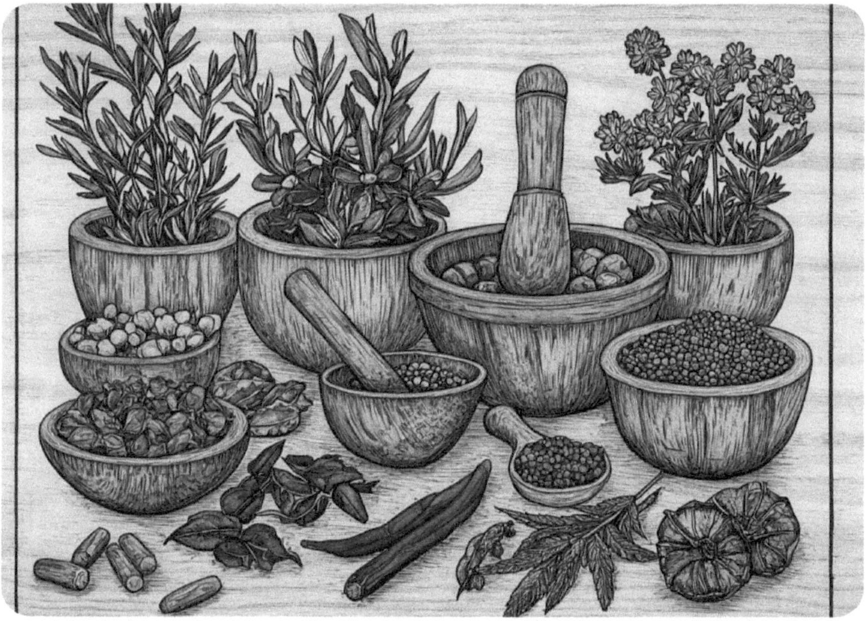

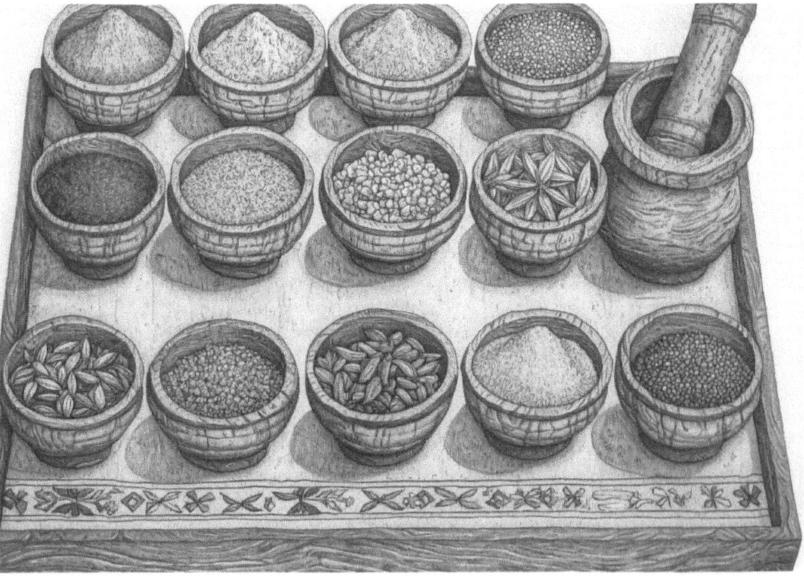

Fontes

Meus sinceros agradecimentos a todos os autores das fontes científicas e não científicas citadas, aos operadores dos sites referenciados e aos criadores das imagens, gráficos e estudos utilizados, cujo valioso trabalho contribuiu significativamente para a criação deste livro.
Para mais informações, recomendo visitar os sites das fontes.

Todas as fontes foram acessadas pela última vez em: 2025-01-08

[s1] - https://pdfs.semanticscholar.org/1da4/d16cd1d313c6f51f1a3d8ba8177f43325844.pdf
Autor: Marilena Gilca Dorin Dragos
Título: Extraoral Taste Receptor Discovery: New Light on Ayurvedic Pharmacology
Data de lançamento: 31 May 2017
Site: Hindawi
Editora: Hindawi Publishing Corporation

[s2] - https://sivanandayogafarm.org/blog/ayurvedic-herbs-and-six-tastes/
Autor: Swami Adi Parashaktiananda
Título: Ayurvedic herbs and six tastes
por: Sivananda Yoga Farm
Data de lançamento: 20200111
Site: Sivananda Yoga Farm

[s3] - https://holistic-pet-care.com/ayurveda-in-veterinary-medicine/
Autor: Dr Tejinder Sodhi DVM CVC
Título: Ayurveda in Veterinary Medicine
por: Holistic Pet Care
Site: holisticpetcarecom

[s4] - https://bettergreenhealth.com/an-understanding-of-six-tastes-or-rasas/
Autor: Kaylin Ruth Vandermissen
Título: An Understanding Of Six Ayurvedic Tastes
Data de lançamento: August 6 2022
Site: Better Green Health

[s5] - https://happytummy.aashirvaad.com/en/healthy-eating/ayurvedic-diet-its-benefits-foods-to-eat-and-avoid-as-per-your-doshas/
Autor: Shruti Jain Dr Rashi Gupta BAMS
Título: Ayurvedic Diet: Its Benefits Foods to Eat and Avoid as per Your Doshas
por: Aashirvaad
Data de lançamento: 07 Nov 2024
Site: Happy Tummy

[s6] - https://sanjeevanam.com/blog/ayurvedas-influence-on-keralas-traditional-cuisine/
Título: Ayurvedas Influence on Keralas Traditional Cuisine
por: Sanjeevanam
Data de lançamento: March 21 2024
Site: sanjeevanamcom

[s7] - https://vibrationalayurveda.com/food-details
Título: Food Details
por: Vibrational Ayurveda
Site: Vibrational Ayurveda

[s8] - http://www.itmonline.org/arts/ayurherb.htm
Autor: Subhuti Dharmananda PhD
Título: Ayurvedic Herbal Medicine and its Relation to Chinese Herbal Medicine
por: Institute for Traditional Medicine
Site: ITM Online

[s9] - https://pubmed.ncbi.nlm.nih.gov/35015278/
Autor: Simone Maree Ormsby
Título: Hot and Cold Theory: Evidence in Nutrition
por: NICM Health Research Institute Western Sydney University
Data de lançamento: 2021
Site: PubMed
Editora: Springer Nature Switzerland AG

[s10] - https://www.natureshum.net/blog/spices-to-warm-you-up
Autor: Humaira Quraishi ND MS
Título: Spices To Warm You Up
por: Tebra Inc
Site: natureshumnet

[s11] - https://www.hdfcergo.com/health-insurance/wellness-corner/cooling-ayurvedic-herbs
Título: 16 Ayurvedic Herbs to Cool Off As Temperatures Rise
por: HDFC ERGO
Data de lançamento: July 18 2024
Site: HDFC ERGO

[s12] - https://holistic-pet-care.com/ayurveda-in-veterinary-medicine/
Autor: Dr Tejinder Sodhi DVM CVC
Título: Ayurveda in Veterinary Medicine
por: Holistic Pet Care
Site: holisticpetcarecom

[s13] - https://www.adb.org/sites/default/files/institutional-document/633886/adou2020bp-asian-traditions-wellness.pdf
Autor: Gerard Bodeker
Título: Asian Traditions of Wellness
por: Asian Development Bank
Site: Asian Development Bank

[s14] - https://fppn.biomedcentral.com/articles/10.1186/s43014-022-00089-x
Autor: K S Gayathry Jenny Ann John
Título: A comprehensive review on bitter gourd M omordica charantia L as a gold mine of functional bioactive components for therapeutic foods
Data de lançamento: 20220525
Site: BMC Food Production Processing and Nutrition
Editora: BioMed Central

[s15] - http://www.itmonline.org/arts/ayurherb.htm
Autor: Subhuti Dharmananda PhD
Título: Ayurvedic Herbal Medicine and its Relation to Chinese Herbal Medicine
por: Institute for Traditional Medicine
Site: ITM Online

[s16] - https://www.phytojournal.com/archives/2019/vol8issue1/PartX/8-1-217-217.pdf
Autor: Joshi AA Pawar VS Bhokre CK Dr Sawate AR **Título:** Preparation and quality evaluation of Ma harashtrian traditional pulse cereal spice mix M etkut
por: Vasantrao Naik Marathwada Krishi Vidyapeeth **Data de lançamento:** 20190101
Site: Journal of Pharmacognosy and Phytochemistry

[s17] - https://www.ncbi.nlm.nih.gov/books/NBK92752/
Autor: Sahdeo Prasad Bharat B Aggarwal **Título:** Herbal Medicine: Biomolecular and Clinical Aspects
por: National Library of Medicine National Institutes of Health **Data de lançamento:** 2011
Site: NCBI **Editora:** CRC PressTaylor Francis

[s18] - https://www.indianhealthyrecipes.com/lemon-pickle/
Autor: Swasthi **Título:** Lemon Pickle Recipe
por: Indian Healthy Recipes **Data de lançamento:** April 2 2023
Site: Indian Healthy Recipes

[s19] - https://www.biryanipotirvine.com/authenticity-impact-values-in-every-bite.html
Título: The Impact of Authenticity: Why Our Values Matter in Every Bite **por:** Biryani Pot
Site: Biryani Pot

[s20] - https://journalofethnicfoods.biomedcentral.com/articles/10.1186/s42779-023-00213-3
Autor: Rajnee Lata Ved Prakash Jaiswal Veena Paul Abhishek Dutt Tripathi Aparna Agarwal Dinesh Chandra Rai **Título:** Standardization of process variables for development of traditional Indian dairy product h erbal apple rabri with improved organoleptic textural antioxidants functional attributes and shelf life
Data de lançamento: 11 December 2023 **Site:** Journal of Ethnic Foods
Editora: Springer Nature

[s21] - https://www.ncbi.nlm.nih.gov/books/NBK92752/
Autor: Sahdeo Prasad Bharat B Aggarwal **Título:** Herbal Medicine: Biomolecular and Clinical Aspects
por: National Library of Medicine National Institutes of Health **Data de lançamento:** 2011
Site: NCBI **Editora:** CRC PressTaylor Francis

[s22] - https://journalofethnicfoods.biomedcentral.com/articles/10.1186/s42779-023-00213-3
Autor: Rajnee Lata Ved Prakash Jaiswal Veena Paul Abhishek Dutt Tripathi Aparna Agarwal Dinesh Chandra Rai **Título:** Standardization of process variables for development of traditional Indian dairy product h erbal apple rabri with improved organoleptic textural antioxidants functional attributes and shelf life
Data de lançamento: 11 December 2023 **Site:** Journal of Ethnic Foods
Editora: Springer Nature

[s23] - https://ayurveda.com/incompatible-food-combining/
Autor: Usha and Vasant Lad BAMS MASc **Título:** Food Combinations to Avoid as per Ayurveda
por: The Ayurvedic Institute **Data de lançamento:** August 24 2021
Site: ayurvedacom

[s24] - https://ijarsct.co.in/Paper13737.pdf
Autor: Mrs Simoene Dias **Título:** Exploring the Alchemy of Taste: A Compre hensive Analysis of Food Pairing and Flavour Combinations
por: AnjumanIIslams College of Hotel Tourism Management Studies Research Mumbai **Data de lançamento:** January 2023
Site: wwwijarsctcoin **Editora:** International Journal of Advanced Research in Science Communication and Technology IJARSCT

[s25] - https://recipes.timesofindia.com/web-stories/9-best-food-combinations-suggested-by-ayurveda/photostory/108351184.cms
Autor: Kritika Pushkarna **Título:** 9 best food combinations suggested by Ayurveda
por: Times of India **Data de lançamento:** Mar 9 2024
Site: Times of India

[s26] - https://www.kuchatea.com/blog/mulled-cider-teas/
Autor: Douglas Brown **Título:** Add Zest and Zing to Mulled Cider With Tea Blends
por: Ku Cha **Data de lançamento:** September 21 2022
Site: Ku Cha Tea

[s27] - https://ayurveda.com/incompatible-food-combining/
Autor: Usha and Vasant Lad BAMS MASc **Título:** Food Combinations to Avoid as per Ayurveda
por: The Ayurvedic Institute **Data de lançamento:** August 24 2021
Site: ayurvedacom

[s28] - https://senseandedibility.com/garam-masala-spice-blend/
Autor: Marta Rivera **Título:** Garam Masala Spice Blend
por: Sense Edibility **Data de lançamento:** February 15 2018
Site: Sense Edibility

[s29] - https://www.ncbi.nlm.nih.gov/books/NBK92775/
Autor: Ann M Bode Zigang Dong **Título:** Herbal Medicine: Biomolecular and Clinical Aspects
por: National Library of Medicine National Institutes of Health **Data de lançamento:** 2011
Site: NCBI **Editora:** CRC PressTaylor Francis

[s30] - https://www.britannica.com/plant/ginger
Autor: The Editors of Encyclopaedia Britannica **Título:** Ginger Description Plant Spice Rhizome Uses Flavor Facts
por: Encyclopaedia Britannica Inc **Data de lançamento:** Nov 23 2024
Site: Britannica **Editora:** Encyclopaedia Britannica Inc

[s31] - https://dietitianjohna.com/ginger-cinnamon-and-clove-tea-hot-or-cold/
Autor: Johna Burdeos RD **Título:** Ginger Cinnamon and Clove Tea Hot or Cold
por: Dietitian Johna **Data de lançamento:** February 2024
Site: dietitianjohnacom

[s32] - https://www.urmc.rochester.edu/encyclopedia/content.aspx?contenttypeid=1&contentid=1169
Título: A Guide to Common Medicinal Herbs **por:** University of Rochester Medical Center
Site: URMC

[s33] - https://simhcottumwa.org/what-is-ginger-good-for-health-benefits-side-effects-drug-interactions/
Autor: Ann Schreiber **Título:** What Is Ginger Good For? Health Benefits Side Effects Drug Interactions
por: US National Center for Complementary and Integrative Health **Data de lançamento:** August 17 2023
Site: Southern Iowa Mental Health Center

[s34] - https://pubmed.ncbi.nlm.nih.gov/38474869/
Autor: Joanna Szymczak Bogna GrygielGrniak Judyta CieleckaPiontek **Título:** Zingiber Officinale Roscoe: The Antiarthritic Potential of a Popular SpicePreclinical and Clinical Evidence
por: Poznan University of Medical Sciences **Data de lançamento:** 20240305
Site: pubmedncbinlmnihgov **Editora:** Nutrients

[s35] - https://www.health.com/turmeric-and-ginger-benefits-8609865
Autor: Isabel Vasquez RD LDN **Título:** Benefits of Turmeric and Ginger Together According to a Dietitian
por: Health **Data de lançamento:** April 8 2024
Site: Health **Editora:** Dotdash Meredith

[s36] - https://www.ncbi.nlm.nih.gov/books/NBK92752/
Autor: Benzie IFF WachtelGalor S **Título:** Herbal Medicine: Biomolecular and Clinical Aspects
por: National Library of Medicine National Institutes of Health **Data de lançamento:** 2011
Site: NCBI **Editora:** CRC PressTaylor Francis

[s37] - https://www.palomahealth.com/learn/benefits-turmeric-curcumin-thyroid
Autor: Julia Walker RN BSN **Título:** Health Benefits Of Turmeric and Curcumin For Thyroid
por: Paloma Health **Data de lançamento:** 4112022
Site: Paloma Health

[s38] - https://www.bbcgoodfood.com/health/nutrition/health-benefits-turmeric
Autor: Jo Williams Registered nutritionist **Título:** Top 11 health benefits of turmeric
por: Good Food **Data de lançamento:** 20230912
Site: BBC Good Food **Editora:** Good Food

[s39] - https://consensus.app/home/blog/does-turmeric-reduce-inflammation/
Autor: Consensus AI **Título:** Does Turmeric Reduce Inflammation?
por: Consensus **Site:** Consensus

[s40] - https://pubmed.ncbi.nlm.nih.gov/29065496/
Autor: Susan J Hewlings Douglas S Kalman **Título:** Curcumin: A Review of Its Effects on Human Health
Data de lançamento: 20171022 **Site:** PubMed
Editora: MDPI

[s41] - https://pubmed.ncbi.nlm.nih.gov/27213821/
Autor: Alexandra R Vaughn Amy Branum Raja K Sivamani **Título:** Effects of Turmeric Curcuma longa on Skin Health: A Systematic Review of the Clinical Evidence
por: Lasya Wellness Vitality **Data de lançamento:** 20160523
Site: PubMed **Editora:** John Wiley Sons Ltd

[s42] - https://www.health.com/turmeric-and-ginger-benefits-8609865
Autor: Isabel Vasquez RD LDN **Título:** Benefits of Turmeric and Ginger Together According to a Dietitian
por: Health **Data de lançamento:** April 8 2024
Site: Health **Editora:** Dotdash Meredith

[s43] - https://www.signos.com/food-comparison/curcumin-vs-turmeric
Título: Curcumin vs Turmeric Explained **por:** Signos
Site: Signos

[s44] - https://medicalxpress.com/news/2018-09-health-benefits-turmeric.html
Autor: Anya Guy **Título:** Are there health benefits to taking turmeric?
por: Mayo Clinic News Network **Data de lançamento:** 20180921
Site: Medical Xpress **Editora:** Mayo Foundation for Medical Education and Research

[s45] - https://www.healthieruny.com/resources/is-turmeric-good-for-thyroid
Autor: Dr Donna Sergi **Título:** Spice Up Your Thyroid Health With Turmeric
por: HealthierU **Data de lançamento:** October 22 2024
Site: healthierunycom

[s46] - https://discover.texasrealfood.com/vitality-vault/what-are-the-health-benefits-of-galangal
Título: The Medicinal Power of Galangal **por:** Texas Real Food
Site: Texas Real Food

[s47] - https://www.maykaidee.com/ingredients/galangal
Título: Galangal **por:** May Kaidee Company
Site: May Kaidee

[s48] - http://www.aimspress.com/article/doi/10.3934/agrfood.2024057?viewType=HTML
Autor: R Amilia Destryana Teti Estiasih Sukardi Dodyk Pranowo **Título:** The potential uses of Galangal Alpinia sp essential oils as the sources of biologically active compounds
por: AIMS Press **Data de lançamento:** 02 December 2024
Site: AIMS Agriculture and Food **Editora:** AIMS Press

[s49] - https://www.health.com/galangal-benefits-8675420
Autor: Lindsey DeSoto RD **Título:** Health Benefits of Galangal
por: Health **Data de lançamento:** July 31 2024
Site: Health **Editora:** Dotdash Meredith

[s50] - https://www.vin.com/apputil/content/defaultadv1.aspx?id=7259168&pid=14365&print=1
Autor: B Fougere BSc BVMS hons MODT BHSc Comp Med MHSc Herb med CVA CVCP CVBM **Título:** Popular Thai Culinary Herbs and How They Can Help Companion Animals
por: College of Integrative Veterinary Therapies **Data de lançamento:** 2015
Site: VIN **Editora:** World Small Animal Veterinary Association

[s51] - https://www.urmc.rochester.edu/encyclopedia/content.aspx?contenttypeid=19&contentid=Licorice
Título: Licorice Root **por:** University of Rochester Medical Center
Site: URMC

[s52] - https://unitproj.library.ucla.edu/biomed/spice/index.cfm?displayID=17
Título: Learning about Spices **por:** UCLA Louise M Darling Biomedical Library
Site: UCLA Biomedical Library **Editora:** Regents of the University of California

[s53] - https://www.florajournal.com/vol2issue2/june2014/23.1.pdf
Autor: Monica Damle **Título:** Glycyrrhiza glabra Liquorice a potent medicinal h erb
por: SVKMs Dr Bhanuben Nanavati College of Ph armacy **Data de lançamento:** 20082014
Site: International Journal of Herbal Medicine

[s54] - https://medcraveonline.com/JAPLR/JAPLR-05-00156
Título: Journal of Analytical Pharmaceutical Research **por:** MedCrave
Site: medcraveonlinecom

[s55] - https://yogachicago.com/2014/01/the-karma-of-plants/
Autor: Gary Gran **Título:** The Karma of Plants
por: Yoga Chicago Ltd **Data de lançamento:** MarApr 2011
Site: Yoga Chicago

[s56] - https://afju.springeropen.com/articles/10.1186/s12301-020-00111-z
Autor: Bibi Sedigheh Fazly Bazzaz Sareh Darvishi Fork Reza Ahmadi Bahman Khameneh **Título:** Deep insights into urinary tract infections and ef fective natural remedies
por: Springer **Data de lançamento:** 20210107
Site: African Journal of Urology **Editora:** Springer

[s57] - https://www.florajournal.com/archives/2018/vol6issue2/PartB/7-1-27-280.pdf
Autor: Neha Vutakuri Sita Somara **Título:** Natural and herbal medicine for breast cancer using Elettaria cardamomum L Maton
Data de lançamento: 20180214 **Site:** International Journal of Herbal Medicine

[s58] - https://www.12tree.de/our-products-1
Título: Our Products **por:** 12Tree
Site: 12Tree

[s59] - https://www.balyanputrasriwijaya.com/search/label/Spice
Título: Spice Exporter **por:** Balyan Putra Sriwijaya
Data de lançamento: 7192023 **Site:** balyanputrasriwijayacom

[s60] - https://environment.fiu.edu/what-we-study/projects/food-forest-initiative/_assets/food-forest-guide.pdf
Autor: Laura McCoy Alex Crow Jennifer Perez rika Rocha Guimares **Título:** Common Tropical Food Forest Plants of South Florida
por: Florida International University FIU **Site:** Florida International University
Editora: The Education Fund

[s61] - https://www.vahrehvah.com/indianfood/cardamom
Título: Everything about Cardamom **por:** Vahrehvah
Site: Vahrehvah

[s62] - https://www.michellebessudo.com/blog/tumeric-chai-hot-chocolate
Título: Immune system boosting Tumeric chai hot chocolate **por:** Michelle Bessudo
Site: michellebessudocom

[s63] - https://www.plantsjournal.com/archives/2018/vol6issue3/PartB/6-3-36-573.pdf
Autor: Anupam KR Sachan Sunil Kumar Kiran Kumari Deepti Singh **Título:** Medicinal uses of spices used in our traditional c ulture: World wide
por: Dayanand Dinanath College Institute of P harmacy **Data de lançamento:** 20180424
Site: Journal of Medicinal Plants Studies

[s64] - https://www.britannica.com/plant/cardamom
Autor: Gregory Lewis McNamee **Título:** Cardamom Origins Taste Uses Benefits
por: Encyclopaedia Britannica **Data de lançamento:** Nov 7 2024
Site: Britannica **Editora:** Encyclopaedia Britannica

[s65] - https://www.plantsjournal.com/archives/2018/vol6issue3/PartB/6-3-36-573.pdf
Autor: Anupam KR Sachan Sunil Kumar Kiran Kumari Deepti Singh **Título:** Medicinal uses of spices used in our traditional c ulture: World wide
por: Dayanand Dinanath College Institute of P harmacy **Data de lançamento:** 20180424
Site: Journal of Medicinal Plants Studies

[s66] - https://ijrap.net/admin/php/uploads/2565_pdf.pdf
Autor: Shifali Thakur Isha Kumari Shailja Chaudhary Madhusudan S Hemlata Kaurav Gitika Chaudhary **Título:** Coriander Coriandrum sativum: A Common I ndian Traditional Spice and Ayurvedic Remedy
por: Shuddhi Ayurveda Jeena Sikho Lifecare Pvt Ltd **Data de lançamento:** 2021
Site: wwwijrapnet **Editora:** Moksha Publishing House

[s67] - https://link.springer.com/10.1007/978-3-319-78030-6_44
Autor: Muhammad Jawad Iqbal Masood Sadiq Butt H afiz Ansar Rasul Suleria **Título:** Coriander Coriandrum sativum L: Bioactive Molecules and Health Effects
por: Springer **Data de lançamento:** 26 January 2019
Site: SpringerLink **Editora:** Springer

[s68] - https://www.britannica.com/plant/black-cumin
Autor: Melissa Petruzzello | Título: Black cumin Description Plant Seeds Spice Medicine Uses Facts
por: Encyclopaedia Britannica | Data de lançamento: Nov 13 2024
Site: Britannica | Editora: Encyclopaedia Britannica

[s69] - https://www.britannica.com/plant/black-cumin
Autor: Melissa Petruzzello | Título: Black cumin Description Plant Seeds Spice Medicine Uses Facts
por: Encyclopaedia Britannica | Data de lançamento: Nov 13 2024
Site: Britannica | Editora: Encyclopaedia Britannica

[s70] - https://www.bigapplecurry.com/unveiling-the-magic-the-role-of-spices-in-indian-cooking/
Autor: Roland Marchand | Título: Unveiling the Magic: The Role of Spices in Indian Cooking
por: FoodieSphere | Data de lançamento: November 15 2024
Site: Big Apple Curry

[s71] - https://www.indianhealthyrecipes.com/jeera-rice-recipe/
Autor: Swasthi | Título: Jeera Rice Recipe Cumin Rice
por: Indian Healthy Recipes | Data de lançamento: August 28 2022
Site: Indian Healthy Recipes

[s72] - https://www.plantsjournal.com/archives/2018/vol6issue2/PartD/6-2-28-858.pdf
Autor: Tabasum Fatima Beenish Bazila Naseer Gousia Gani Tahiya Qadri Tashooq Ah Bhat | Título: Antioxidant potential and health benefits of cumin
por: Kashmir Tibbiya College Hospital and Research Centre | Data de lançamento: 20180208
Site: Journal of Medicinal Plants Studies

[s73] - https://myspicetrunk.com/2021/01/08/turmeric-cumin-rice/
Autor: Smita | Título: Turmeric Cumin Rice
Data de lançamento: January 8 2021 | Site: myspicetrunk

[s74] - https://www.satkartar.co.in/blog/incredible-health-benefits-of-fennel-saunf/
Autor: Nikhil Chandra | Título: 15 Incredible Health Benefits of Fennel in Ayurvedic Pharmacopeia
por: Satkartar | Data de lançamento: August 2 2023
Site: satkartarcoin

[s75] - https://www.mantrajc.com/spice-up-your-life-exploring-the-tradition-and-health-benefits-of-indian-spices/
Título: Spice Up Your Life: Exploring the Tradition and Health Benefits of Indian Spices | por: Mantra Indian Restaurant
Data de lançamento: 20230110 | Site: Mantra Jersey City
Editora: Mantra Indian Restaurant

[s76] - https://tendingthetable.com/2018/01/10/toasted-coconut-sleepy-time-milk/
Autor: sswerdlo | Título: Toasted Coconut Sleepy Time Milk
por: Tending the Table | Data de lançamento: January 10 2018
Site: tendingthetablecom

[s77] - http://www.elementalayurveda.com/blog/2014/10/22/medicine-makers-digest-perfect-pesto
Autor: Eva Saelens | Título: Medicine Makers Digest: Perfect Pesto
por: Elemental Ayurveda | Data de lançamento: October 22 2014
Site: Elemental Ayurveda

[s78] - https://www.mccormickscienceinstitute.com/content/msi/assets/Singeltary%20Nutr%20Today%2045,43,2010.pdf
Autor: Keith Singletary PhD | Título: Black Pepper: Overview of Health Benefits
Data de lançamento: 2010 | Site: McCormick Science Institute
Editora: Lippincott Williams Wilkins

[s79] - https://sabinsa.com/newsroom/articles/2000TheMedicinalUsesOfPepper.pdf
Autor: Dr Majeed and Prakash L | Título: The Medicinal Uses of Pepper
Data de lançamento: JanMar 2000 | Site: sabinsacom
Editora: International Pepper News

[s80] - https://bmccomplementmedtherapies.biomedcentral.com/articles/10.1186/1472-6882-13-275
Autor: Priyanga Ranasinghe Shehani Pigera GA Sirimal Premakumara Priyadarshani Galappaththy Godwin R Constantine Prasad Katulanda | Título: Medicinal properties of true cinnamon Ci nnamomum zeylanicum: a systematic review
por: BMC Complementary Medicine and Therapies | Data de lançamento: 22 October 2013
Site: BMC Complementary Medicine and Therapies | Editora: BMC

[s81] - https://www.britannica.com/plant/cinnamon
Autor: The Editors of Encyclopaedia Britannica | Título: Cinnamon Plant Spice History Uses
por: Encyclopaedia Britannica Inc | Data de lançamento: Dec 13 2024
Site: Britannica | Editora: Encyclopaedia Britannica Inc

[s82] - http://www.stuartxchange.org/Canela
Título: Canela | por: Stuart Xchange
Site: Stuart Xchange

[s83] - https://www.utep.edu/herbal-safety/populations/herbs-to-avoid-during-pregnancy.html
Título: Herbs to Avoid During Pregnancy | por: The University of Texas at El Paso
Site: UTEP

[s84] - https://www.nature.com/articles/srep31906
Autor: HyunMyung Choi Yunu Jung Jinbong Park HyeLin Kim DongHyun Youn JongWook Kang MiYoung Jeong JongHyun Lee Woong Mo Yang SeokGeun Lee Kwang Seok Ahn JaeYoung Um | Título: Cinnamomi Cortex Cinnamomum verum Suppresses Testosteroneinduced Benign Prostatic Hyperplasia by Regulating 5reductase
por: Nature Publishing Group | Data de lançamento: 23 August 2016
Site: Nature | Editora: Scientific Reports

[s85] - https://www.plantsjournal.com/archives/2018/vol6issue3/PartB/6-3-36-573.pdf
Autor: Anupam KR Sachan Sunil Kumar Kiran Kumari Deepti Singh **Título:** Medicinal uses of spices used in our traditional c ulture: World wide
por: Dayanand Dinanath College Institute of P harmacy **Data de lançamento:** 20180424
Site: Journal of Medicinal Plants Studies

[s86] - https://dietitianjohna.com/ginger-cinnamon-and-clove-tea-hot-or-cold/
Autor: Johna Burdeos RD **Título:** Ginger Cinnamon and Clove Tea Hot or Cold
por: Dietitian Johna **Data de lançamento:** February 2024
Site: dietitianjohnacom

[s87] - https://wjpr.s3.ap-south-1.amazonaws.com/article_issue/1620212639.pdf
Autor: Roshni Chaudhari Varsha Dhole Sadhana More Saraswati Kushwaha Dr Smita Takarkhede **Título:** Health Benefits of Herbs and Spices Review
por: Ideal College of Pharmacy **Data de lançamento:** 2021
Site: World Journal of Pharmaceutical Research

[s88] - https://www.foodandwine.com/nutmeg-what-it-is-and-how-to-use-it-7089902
Autor: Amelia Rampe **Título:** Everything You Need to Know About Nutmeg
por: Food Wine **Data de lançamento:** December 28 2022
Site: Food Wine

[s89] - https://www.wisdomlib.org/uploads/journals/wjpr/volume-10,-july-issue-8_17093.pdf
Autor: Ihjas Habeeb M Karunakar Hegde Shabaraya A R **Título:** Myristica Fragrans Houtt: A Brief Review
Data de lançamento: 202107 **Site:** World Journal of Pharmaceutical Research

[s90] - https://beta.nparks.gov.sg/docs/default-source/parks-docs/fort-canning-park/fort-canning-park-spice-garden-trail.pdf
Título: Fort Canning Park Spice Garden Trail **por:** National Parks Board
Data de lançamento: June 2013 **Site:** nparksgovsg

[s91] - https://wjpr.s3.ap-south-1.amazonaws.com/article_issue/492d37e35560b790ec0bfa1a8760c490.pdf
Autor: Sonal Sanjay Kharde **Título:** Overview of Nutmeg
por: Pravara Rural College of Pharmacy **Data de lançamento:** 202206
Site: World Journal of Pharmaceutical Research

[s92] - https://www.ijpcbs.com/articles/therapeutic-properties-of-jatipal-myristica-fragrance-houtt.pdf
Autor: PV Neeraja Elizabeth Margaret **Título:** Therapeutic Properties of Jatipal Myristica Fragr ance Houtt
Data de lançamento: 2016 **Site:** International Journal of Pharmaceutical Chemical and Biological Sciences

[s93] - https://ishanayurved.com/medicinal-plants/javitri-mace-spice/
Título: Javitri Mace Spice **por:** Ishan Educational Institutions
Site: ishanayurvedcom

[s94] - https://www.britannica.com/topic/saffron
Autor: The Editors of Encyclopaedia Britannica **Título:** Saffron Description History Uses
por: Encyclopaedia Britannica Inc **Data de lançamento:** Oct 29 2024
Site: Britannica **Editora:** Encyclopaedia Britannica Inc

[s95] - https://unitproj.library.ucla.edu/biomed/spice/index.cfm?displayID=22
Título: Learning about Spices **por:** UCLA
Site: UCLA Louise M Darling Biomedical Library **Editora:** Regents of the University of California

[s96] - https://www.cocchi.it/en/botanical-library/
Título: Botanical Library **por:** Giulio Cocchi Srl
Site: Cocchi

[s97] - https://practicalgastro.com/wp-content/uploads/2019/11/Medicinal-Plants-for-Digestive-Disorders-What-Gastroenterologist-Needs-to-Know.pdf
Autor: Richard W McCallum MD FACP FRACP Aust FACG AGAF Armando Enrique GonzlezStuart PhD **Título:** Medicinal Plants Used for Digestive Disorders What the Gastroenterologist Needs to Know
por: Texas Tech University Health and Sciences Department of Internal Medicine Gastro enterology Center for Neurogastroenterology and GI Motility **Data de lançamento:** September 2015
Site: Practical Gastroenterology

[s98] - https://www.jeeng.net/pdf-177404-98686?filename=Properties%20and.pdf
Autor: Grayna ukowska Zofia Durczyska **Título:** Properties and Applications of Essential Oils: A R eview
Data de lançamento: 20240101 **Site:** Journal of Ecological Engineering

[s99] - https://www.plantsjournal.com/archives/2018/vol6issue3/PartB/6-3-36-573.pdf
Autor: Anupam KR Sachan Sunil Kumar Kiran Kumari Deepti Singh **Título:** Medicinal uses of spices used in our traditional c ulture: World wide
por: Dayanand Dinanath College Institute of P harmacy **Data de lançamento:** 20180424
Site: Journal of Medicinal Plants Studies

[s100] - https://dewihargreaves.com/2020/07/15/the-centuries-old-spice-blend-we-dont-use-anymore/
Autor: Dewi Hargreaves **Título:** The CenturiesOld Spice Blend We Dont Use Anymore
Data de lançamento: July 15 2020 **Site:** Dewi Hargreaves

[s101] - https://ethiopianfood.wordpress.com/2014/06/01/the-ethiopian-spice-rack/
Autor: Harry Kloman **Título:** The Ethiopian Spice Rack
por: University of Pittsburgh **Data de lançamento:** June 1 2014
Site: Ethiopian Food

[s102] - https://www.savorynothings.com/homemade-gingerbread-spice-mix-perfect-gingerbread-recipe-free-printables/
Autor: Nora Rusev **Título:** Homemade Gingerbread Spice Mix
por: Savory Nothings **Data de lançamento:** 12122020
Site: Savory Nothings

[s103] - https://www.seriouseats.com/dinner-tonight-five-spice-noodles-with-broccoli-recipe
Autor: Nick Kindelsperger **Título:** Dinner Tonight: Chinese FiveSpice Noodles with Broccoli Recipe
por: Serious Eats **Data de lançamento:** August 09 2018
Site: Serious Eats

[s104] - https://thefirstmess.com/2022/11/30/vegan-spice-roasted-cauliflower-coconut-tomato-sauce-red-lentils/
Autor: Laura Wright **Título:** SpiceRoasted Cauliflower in Coconut Tomato Sauce with Lentils
Data de lançamento: 30112022 **Site:** The First Mess

[s105] - https://www.thejoyfulplateful.com/recipes/samosa-inspired-bowls
Autor: Kira Freed **Título:** SamosaInspired Bowls
por: The Joyful Plateful **Data de lançamento:** August 4 2021
Site: The Joyful Plateful

[s106] - https://www.breadandbasil.nyc/recipes/spiced-butternut-squash-soup
Autor: Julia Estrada **Título:** Spiced Butternut Squash Soup
Data de lançamento: 2021 **Site:** breadandbasilnyc

[s107] - http://somaskitchen.blogspot.com/2018/08/jowar-moong-khichdi.html
Autor: Soma **Título:** Jowar Moong Khichdi
Data de lançamento: 20180806 **Site:** Somas Kitchen
Editora: Blogger

[s108] - https://wellandfull.com/2016/03/red-lentil-kitchari-an-ayurvedic-cleanse/
Título: Red Lentil Kitchari An Ayurvedic Cleanse **por:** Well and Full
Data de lançamento: March 31 2016 **Site:** Well and Full

[s109] - https://ayurveda.com/recipes-kitchari/
Autor: Vasant Lad **Título:** Kitchari Recipe
por: The Ayurvedic Institute **Data de lançamento:** August 24 2021
Site: Ayurvedacom

[s110] - https://vidyaliving.com/recipe-box-sweet-potato-chili-skillet-cornbread/
Autor: Claire Ragozzino **Título:** Recipes: Sweet Potato Chili Skillet Cornbread
por: Vidya Living **Site:** Vidya Living

[s111] - http://indiacuisine.blogspot.com/2006/02/pesara-pappu-kattu-split-lentil.html
Autor: sailu **Título:** Pesara Pappu Kattu Split Lentil Seasoned with Spices
Data de lançamento: 20060202 **Site:** Sailus Food Indian Food Andhra Recipes Herbs Spices Ayurveda Home Remedies

[s112] - https://www.leftyspoon.com/2016/04/07/leftovers-kitchari-style/
Autor: Coco Morante **Título:** Leftovers Kitchari Style
por: Lefty Spoon **Data de lançamento:** April 7 2016
Site: Lefty Spoon

[s113] - http://daniellealex.com/turmeric-cumin-red-lentils-cancer-prevention-food/
Autor: Danielle Alex **Título:** Turmeric Cumin Red Lentils: Cancer Prevention Food
Data de lançamento: August 29th 2013 **Site:** daniellealexcom

[s114] - https://500sandwiches.com/post/23654986412/dal-baghaar
Título: Dal Baghaar Indian Split Peas with Spice and Shallots **por:** 500 Tasty Sandwiches
Data de lançamento: May 24th 2011 **Site:** 500 Sandwiches

[s115] - https://thespiceadventuress.com/2019/03/07/the-yogic-kitchen/
Autor: Dhanya Samuel **Título:** Marinated Chicken with Coconut Lime dressing The Yogic Kitchen
por: The Spice Adventuress **Data de lançamento:** March 7 2019
Site: The Spice Adventuress

[s116] - https://www.jasminehemsley.com/friends-of-east-by-west/2020/5/11/niti-sheth
Autor: Niti Sheth **Título:** Friends of East by West
por: Jasmine Hemsley **Data de lançamento:** 20200511
Site: Jasmine Hemsley

[s117] - https://jivitaayurveda.com/everything-is-allowed-in-ayurveda-even-mushrooms/
Autor: Anu Paavola **Título:** Everything is Allowed in Ayurveda Even Mushrooms
por: Jivita Ayurveda **Site:** Jivita Ayurveda

[s118] - https://www.jeevalifestyle.com/blog/ayurvedic-minestrone
Autor: Akshata **Título:** Ayurvedic Minestrone
por: JeevaLifestyle LLC **Data de lançamento:** 20140207
Site: Jeeva Lifestyle

[s119] - https://maukaindiancuisine.com/blog/authentic-indian-spices-elevate-your-cooking-with-rich-flavors
Título: Authentic Indian Spices: Elevate Your Cooking with Rich Flavors **por:** Mauka Indian Cuisine
Data de lançamento: 20240529 **Site:** Mauka Indian Cuisine

[s120] - https://suntorytime106.wordpress.com/2017/07/28/ryukyu-mex-okinawas-original-fusion-food/
Autor: Alison **Título:** RykyMex: Okinawas Original Fusion Food
Data de lançamento: July 28 2017 **Site:** suntorytime106wordpresscom

[s121] - https://eatanmol.com/south-asian-fusion-wedding-catering/
Autor: Mohammad Patel **Título:** South Asian Fusion Wedding Catering: A Celebration of Culinary Diversity and Creativity
por: Anmol **Data de lançamento:** April 16 2024
Site: EAT ANMOL

[s122] - https://www.pangaeaoceanave.com/news-item/the-art-of-fusion-how-asian-flavors-are-transforming-modern-dining/
Título: The Art of Fusion: How Asian Flavors are Transforming Modern Dining
por: Pangaea Grill
Site: Pangaea Ocean Ave

[s123] - https://elpollonorteno.net/are-mexican-hot-sauces-authentic-a-look-at-traditional-vs-modern-varieties/
Título: Are Mexican Hot Sauces Authentic? A Look at Traditional vs Modern Varieties
por: El Pollo Norteo
Data de lançamento: August 10 2024
Site: El Pollo Norteo
Editora: Uniko Media Group

[s124] - https://eatanmol.com/south-asian-fusion-wedding-catering/
Autor: Mohammad Patel
Título: South Asian Fusion Wedding Catering: A C elebration of Culinary Diversity and Creativity
por: Anmol
Data de lançamento: April 16 2024
Site: EAT ANMOL

[s125] - https://www.sushihanasan.com/
por: Sushihana Japanese Restaurant
Site: sushihanasancom

[s126] - https://thestonesoup.com/blog/2010/06/24/the-absolute-beginners-guide-to-the-art-of-seasoning-5-ingredients-10-minutes/
Autor: Jules Clancy
Título: The Absolute Beginners Guide to the Art of Seasoning
Data de lançamento: 20100624
Site: The Stone Soup

[s127] - https://dellago.org/2013/03/14/2329/
Autor: Kathrin
Título: Make My Morning Masala Chai
Data de lançamento: 03142013
Site: Come and Cook with Us

[s128] - https://www.foodandwine.com/cooking-techniques/how-to-cook-shrimp-boil
Autor: Hunter Lewis
Título: How to Cook a Proper Shrimp Boil
por: Food Wine
Data de lançamento: July 20 2022
Site: Food Wine

[s129] - https://www.allrecipes.com/article/when-to-add-salt-during-cooking/
Autor: David McCann
Título: When You Add Salt During Cooking Matters Heres Why
por: Allrecipes
Data de lançamento: March 24 2021
Site: Allrecipes

[s130] - https://farmerandchef.co.uk/blog/get-more-from-your-ingredients
Autor: Sam Cooper
Título: Get More Flavour From Your Ingredients
Data de lançamento: 11 May
Site: farmerandchefcouk

[s131] - https://thestonesoup.com/blog/2010/06/24/the-absolute-beginners-guide-to-the-art-of-seasoning-5-ingredients-10-minutes/
Autor: Jules Clancy
Título: The Absolute Beginners Guide to the Art of Seasoning
Data de lançamento: 20100624
Site: The Stone Soup

[s132] - https://nutritionfacts.org/topics/spices/
Título: Spices
por: NutritionFactsorg
Site: NutritionFactsorg

[s133] - https://dietitianjohna.com/ginger-cinnamon-and-clove-tea-hot-or-cold/
Autor: Johna Burdeos RD
Título: Ginger Cinnamon and Clove Tea Hot or Cold
por: Dietitian Johna
Data de lançamento: February 2024
Site: dietitianjohnacom

[s134] - https://www.nuggmd.com/blog/marijuana-tea-benefits
Autor: Andrew Ward
Título: 3 Cannabis Tea Recipes For Complete Beginners
por: NuggMD
Data de lançamento: March 8 2023
Site: NuggMD

[s135] - https://wintergreenbotanicals.com/2020/05/12/tinctures/
Autor: Maria Noel Groves
Título: How to Make Herbal Tinctures
por: Wintergreen Botanicals
Data de lançamento: May 12 2020
Site: Wintergreen Botanicals

[s136] - http://www.spicesherpa.com/holiday-cooking-tip-dry-roasting-spices/
Autor: Spice Sherpa
Título: Holiday Cooking Tip: Dry Roasting Spices
Data de lançamento: November 14 2010
Site: Spice Sherpa

[s137] - https://www.seriouseats.com/indian-spices-101-benefits-frying-spices
Autor: Denise Dsilva Sankh
Título: Indian Spices 101: The Benefits of Frying Spices
por: Serious Eats
Data de lançamento: August 10 2018
Site: Serious Eats
Editora: Dotdash Meredith

[s138] - https://bowlsandflows.com/kitchari-recipe/
Título: Kitchari: cleanse nourish and reset
por: Bowls and Flows
Data de lançamento: August 25 2023
Site: Bowls and Flows

[s139] - https://www.indianhealthyrecipes.com/jeera-rice-recipe/
Autor: Swasthi
Título: Jeera Rice Recipe Cumin Rice
por: Indian Healthy Recipes
Data de lançamento: August 28 2022
Site: Indian Healthy Recipes

[s140] - https://thespiceadventuress.com/2014/09/19/curry-leaf-rice-karu-vepillai-sadam/
Autor: Dhanya Samuel
Título: South Indian Curry Leaf Rice Karu vepillai Sadam
por: The Spice Adventuress
Data de lançamento: September 19 2014
Site: The Spice Adventuress

[s141] - http://www.banaraskakhana.com/2009/08/curries-and-spices-therapeutic.html
Título: Curries and Spices: Therapeutic Properties of Spices
por: Banaras Ka Khana
Data de lançamento: 20090817
Site: Banaras Ka Khana

[s142] - https://www.seriouseats.com/best-mortars-and-pestles

Autor:	Greg Baker	**Título:**	I Tested 13 Mortar and Pestle Sets to Find the Bes t Ones for Spices Pesto and Curry Pastes
por:	Serious Eats	**Data de lançamento:**	November 18 2024
Site:	Serious Eats		

[s143] - https://sheere-ng.com/a-crush-for-mortar-and-pestle/

Autor:	Sheere Ng	**Título:**	A Crush for Mortar and Pestle
Data de lançamento:	March 12 2019	**Site:**	sheerengcom

[s144] - https://www.cooklikeczechs.com/how-to-grind-spices-by-hand/

Autor:	Petra	**Título:**	How to Grind Spices by Hand without Mortar and Pestle
por:	Cook Like Czechs	**Data de lançamento:**	20230110
Site:	Cook Like Czechs		

[s145] - https://gutsyperformancenutrition.com/2019/10/22/gingered-sweet-potato-dal-tips-for-better-digestion/

Autor:	Rebecca	**Título:**	Gingered Sweet Potato Dal tips for better digesti on
por:	GUTSy Performance Nutrition	**Data de lançamento:**	October 22 2019
Site:	GUTSy Performance Nutrition		

[s146] - https://www.ratedvfood.com/blog/salvadoran-red-beans-recipe-amp-breakfast

Autor:	Eunice aka RatedVFood	**Título:**	Salvadoran Red Beans Recipe 2 Ways
por:	Rated V Food	**Data de lançamento:**	May 7
Site:	Rated V Food		

[s147] - https://toriavey.com/saffron-rice/

Autor:	Tori Avey	**Título:**	Saffron Rice
Data de lançamento:	April 24 2022	**Site:**	Tori Avey

[s148] - https://chewtown.com/2015/11/pork-tikka-masala/

Autor:	Amanda Michetti	**Título:**	Pork Tikka Masala
por:	Chew Town	**Data de lançamento:**	12th Nov 2015
Site:	Chew Town		

[s149] - https://www.allrecipes.com/recipe/236564/chana-masala-savory-indian-chick-peas/

Autor:	latinmama	**Título:**	Chana Masala Savory Indian Chick Peas
por:	Allrecipes	**Data de lançamento:**	November 14 2024
Site:	Allrecipes	**Editora:**	Dotdash Meredith

[s150] - https://holycowvegan.net/easy-indian-curry-paste/

Autor:	Vaishali	**Título:**	Easy Indian Curry Paste
por:	Holy Cow Vegan	**Data de lançamento:**	Oct 25 2021
Site:	Holy Cow Vegan		

Fontes de imagem

Informação sobre todas as imagens seguintes

Nenhuma das imagens foi modificada, apenas a resolução foi ajustada.
Todas as imagens mantêm sua licença original.
Apesar de uma revisão cuidadosa, a precisão e atribuição das imagens não podem ser garantidas.
Todas as imagens utilizadas foram usadas de acordo com suas respectivas condições de licenciamento.
Na versão eBook, as imagens foram organizadas em colagens numeradas.
Todas as imagens foram recuperadas e verificadas 2025-01-08.

Licenças utilizadas

CC0	http://creativecommons.org/publicdomain/zero/1.0/deed.en
CC BY 4.0	https://creativecommons.org/licenses/by/4.0
CC BY 3.0	https://creativecommons.org/licenses/by/3.0
CC BY 2.0	https://creativecommons.org/licenses/by/2.0

Créditos de imagem

[i1] - 001_002_001_image_pickling.jpeg
https://upload.wikimedia.org/wikipedia/commons/a/af/Adding_spices_to_jar_of_pickled_asparagus.jpg
Date: 20170505 **por:** Ser Amantio di Nicolao
Artista: Nutrition Food Safety Health **License:** CC0 http:creativecommonsorgpublicdomainzero10deeden

[i2] - 001_003_002_image_gruener_tee.jpeg
https://upload.wikimedia.org/wikipedia/commons/3/36/Green_tea_3_appearances.jpg
Date: 20110521 **por:** Bill Ukers
Artista: Alessandro Martini **License:** CC0 http:creativecommonsorgpublicdomainzero10deeden

[i3] - 001_003_002_image_honig.jpeg
https://upload.wikimedia.org/wikipedia/commons/c/cc/Runny_hunny.jpg
Date: desconhecido **por:** 17Drewcommonswiki
Artista: Scott Bauer USDA ARS **License:** Public domain

[i4] - 002_001_002_image_psoriasis.jpeg
https://upload.wikimedia.org/wikipedia/commons/e/e9/Psoriasis_guttata.jpg
Date: 20100925 **por:** Smallman12q
Artista: George Henry Fox **License:** Public domain

[i5] - 002_001_003_image_galgant.jpeg
https://upload.wikimedia.org/wikipedia/commons/6/69/Galangal_ready_for_preparation.png
Date: 20080920 **por:** File Upload Bot Magnus Manske
Artista: Piano non troppo **License:** Public domain

[i6] - 002_001_003_image_eucalyptol.jpeg
https://upload.wikimedia.org/wikipedia/commons/e/ee/Eucalyptol3D-4.png
Date: 20090117 **por:** Itineranttrader
License: Public domain

[i7] - 002_001_003_image_gallussaeure.jpeg
https://upload.wikimedia.org/wikipedia/commons/2/2c/Gallic_acid_molecule_spacefill_from_xtal.png
Date: 20150712 **por:** Jynto
License: CC0 http:creativecommonsorgpublicdomainzero10deeden

[i8] - 002_001_003_image_quercetin.jpeg
https://upload.wikimedia.org/wikipedia/commons/2/2e/Quercetin-3D-spacefill.png
Date: 20110528 **por:** Jynto
License: CC0 http:creativecommonsorgpublicdomainzero10deeden

[i9] - 002_001_004_image_glycyrrhizin.jpeg
https://upload.wikimedia.org/wikipedia/commons/e/e5/Glycyrrhizin_ball-and-stick.png
Date: 20130720 **por:** Morska Papuzka
Artista: MarinaVladivostok **License:** CC0 http:creativecommonsorgpublicdomainzero10deeden

[i10] - 002_001_004_image_suessholzwurzel.jpeg
https://upload.wikimedia.org/wikipedia/commons/1/1e/Glycyrrhiza_lepidota_NPS-1.jpg
Date: 20070621 **por:** Stickpen
Artista: Jim Pisarowicz **License:** Public domain

[i11] - 002_002_002_image_polyphenole.jpeg
https://upload.wikimedia.org/wikipedia/commons/1/17/3D_molecula.jpg

Date:	20231028	**por:**	Isiscs
Artista:	PubChem	**License:**	CC BY 40 https:creativecommonsorglicense sby40

[i12] - 002_002_002_image_sterole.jpeg
https://upload.wikimedia.org/wikipedia/commons/a/ad/Brassicasterol_molecule_spacefill.png

Date:	20110804	**por:**	Jynto
License:	CC0 http:creativecommonsorgpublicdomainz ero10deeden		

[i13] - 002_002_002_image_linalool.jpeg
https://upload.wikimedia.org/wikipedia/commons/7/70/%28S%29-Linalool_molecule_spacefill.png

Date:	20110804	**por:**	Jynto
License:	CC0 http:creativecommonsorgpublicdomainz ero10deeden		

[i14] - 002_002_002_image_tocole.jpeg
https://upload.wikimedia.org/wikipedia/commons/f/f0/Vitamin-E-from-xtal-3D-bs-17.png

Date:	20231022	**por:**	Benjahbmm27
Artista:	Ben Mills	**License:**	Public domain

[i15] - 002_003_001_image_eugenol.jpeg
https://upload.wikimedia.org/wikipedia/commons/0/08/Eugenol-3D-spacefill.png

Date:	20110610	**por:**	Jynto
License:	CC0 http:creativecommonsorgpublicdomainz ero10deeden		

[i16] - 002_003_002_image_antioxidantien.jpeg
https://upload.wikimedia.org/wikipedia/commons/3/3c/Glutathione-3D-vdW.png

Date:	20070624	**por:**	
Artista:	Ben Mills	**License:**	Public domain

[i17] - 002_003_003_image_carotinoide.jpeg
https://upload.wikimedia.org/wikipedia/commons/4/49/Phytofluene_molecule_spacefill.png

Date:	20150212	**por:**	Jynto
License:	CC0 http:creativecommonsorgpublicdomainz ero10deeden		

[i18] - 002_003_003_image_terpenoide.jpeg
https://upload.wikimedia.org/wikipedia/commons/5/5f/Beta-Myrcene_molecule_ball.png

Date:	20110829	**por:**	Jynto
License:	CC0 http:creativecommonsorgpublicdomainz ero10deeden		

[i19] - 002_003_005_image_aetherische_oele.jpeg
https://upload.wikimedia.org/wikipedia/commons/b/ba/RutaGraveolensEssentialOil.png

Date:	20090222	**por:**	Cmdrjameson
Artista:	Itineranttrader	**License:**	Public domain

[i20] - 003_002_002_image_harissa.jpeg
https://upload.wikimedia.org/wikipedia/commons/d/d6/Harissa_in_a_jar_%28vertical%29.jpg

Date:	20101101	**por:**	Grzegorz Wysocki
Artista:	Jules jules:stonesoup	**License:**	CC BY 30 https:creativecommonsorglicense sby30

[i21] - 003_002_002_image_shichimi_togarashi.jpeg
https://upload.wikimedia.org/wikipedia/commons/d/d2/Shichimi_002.jpg

Date:	20220519	**por:**	E136
Artista:	http:wwwrecipelabjpsozaidetail1779	**License:**	CC0 http:creativecommonsorgpublicdomainz ero10deeden

[i22] - 003_003_001_image_chili.jpeg
https://upload.wikimedia.org/wikipedia/commons/f/f8/VitorJubini_MercadoDaVilaRubim_Vitoria_ES_%2839182859020%29_%28square_crop%29.jpg

Date:	20180301	**por:**	ArionStar
Artista:	MTur Destinos	**License:**	Public domain

[i23] - 003_003_001_image_asiapfanne.jpeg
https://upload.wikimedia.org/wikipedia/commons/5/54/Wok_cooking_and_the_heat_source_by_The_Pocket_in_Nanjing.jpg

Date:	20060322	**por:**	Opponent
Artista:	The Pocket	**License:**	CC BY 20 https:creativecommonsorglicense sby20

[i24] - 003_003_002_image_huelsenfruechte.jpeg
https://upload.wikimedia.org/wikipedia/commons/e/e7/Various_legumes.jpg

Date:	20131213	**por:**	FarnhamJ
Artista:	Keith Weller Agricultural Research Service USDA	**License:**	Public domain

[i25] - 003_003_002_image_marinaden.jpeg
https://upload.wikimedia.org/wikipedia/commons/c/cd/Marination_set%2C_Marinating%2C_Rostov-on-Don%2C_Russia.jpg

Date:	20131117	**por:**	Argenberg
License:	CC BY 40 https:creativecommonsorglicense sby40		

[i26] - 003_003_002_image_pilze.jpeg
https://upload.wikimedia.org/wikipedia/commons/6/65/Sparrige_Sch%C3%BCppling_%28Pholiota_squarrosa%29.jpg

Date:	20131014	**por:**	Holleday
Artista:	Holger Krisp	**License:**	CC BY 30 https:creativecommonsorglicense sby30

[i27] - 003_003_002_image_gewuerzzugabe.jpeg
https://upload.wikimedia.org/wikipedia/commons/5/56/Applying_a_spice_rub_to_pork_ribs_for_a_barbecue_-_20080329.jpg

Date:	20080329	**por:**	Flickr upload bot
Artista:	Daryn Nakhuda	**License:**	CC BY 20 https:creativecommonsorglicense sby20

[i28] - 003_003_003_image_glycerin.jpeg
https://upload.wikimedia.org/wikipedia/commons/c/c7/Glycerol-3D-balls.png

Date:	20070505	**por:**	Benjahbmm27
License:	Public domain		

[i29] - 004_001_002_image_chilipaste.jpeg
https://upload.wikimedia.org/wikipedia/commons/7/75/Sweet_Chili_Sauce_%28cropped%29.jpg

Date:	20130331	**por:**	Belbury
Artista:	ImpromptuKitchen	**License:**	CC BY 20 https:creativecommonsorglicense sby20

[i30] - 004_001_002_image_moerser.jpeg
https://upload.wikimedia.org/wikipedia/commons/b/b0/Palestinian_women_grinding_coffee_beans.jpg

Date:	1905	**por:**	Sarah SchneiderCH
Artista:	Keystone View Company	**License:**	Public domain

[i31] - 004_001_004_image_lorbeerblaetter.jpeg
https://upload.wikimedia.org/wikipedia/commons/c/c2/Whole_Bay_Leaves.jpg

Date:	20240828	**por:**	Misterneedlemouse
License:	CC0 http:creativecommonsorgpublicdomainz ero10deeden		

[i32] - 004_001_004_image_gewuerzmischung.jpeg
https://upload.wikimedia.org/wikipedia/commons/c/c0/Nahrungsmittel_2012-07-08-9512.jpg

Date:	20120708	**por:**	Slick
License:	CC0 http:creativecommonsorgpublicdomainz ero10deeden		

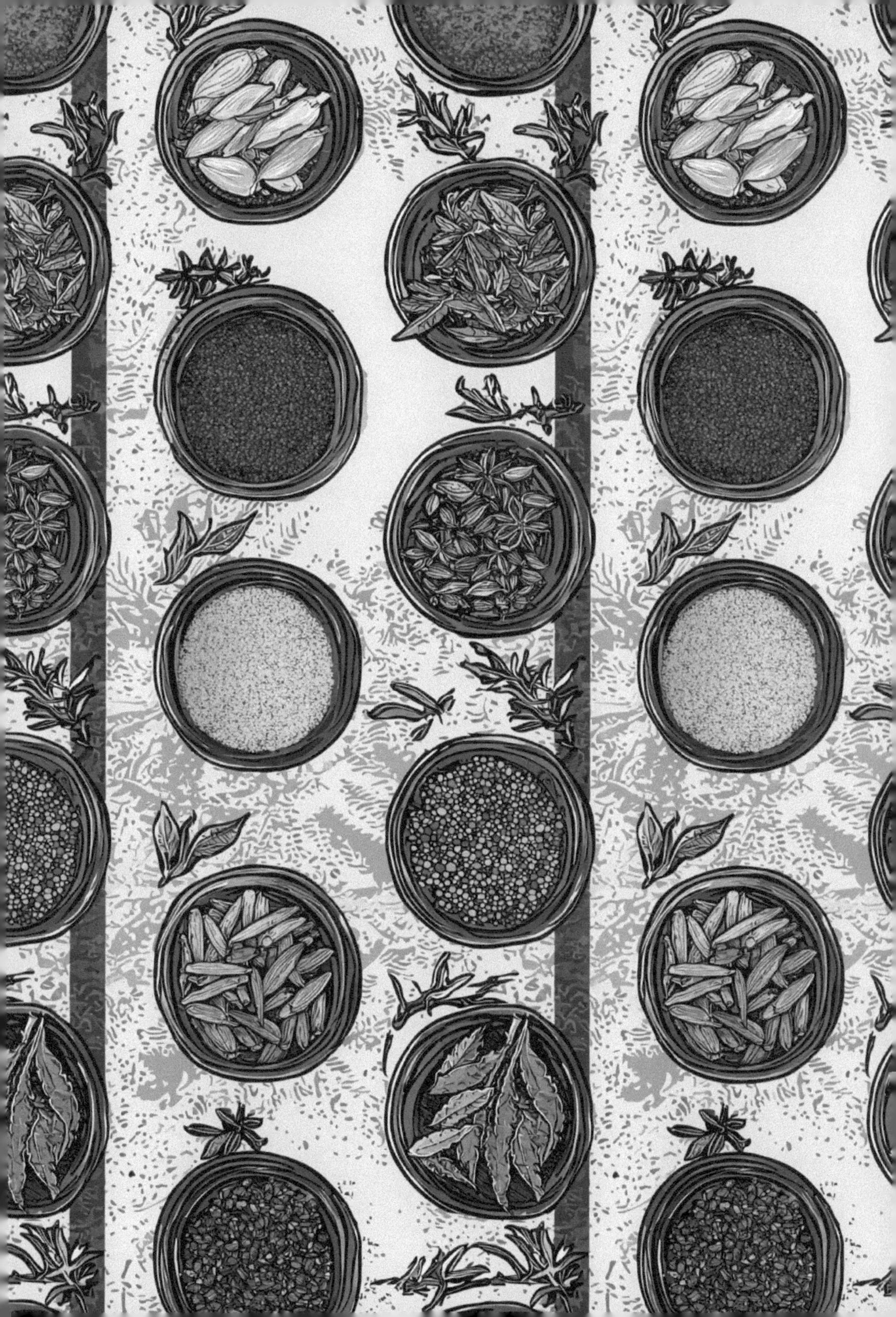

FSC
www.fsc.org
MIX
Papier | Fördert gute Waldnutzung
FSC® C083411

Kolibri 360 GmbH
Ferdinand-Jühlke-Straße 7
99095 Erfurt, Deutschland
produktsicherheit@kolibri360.de